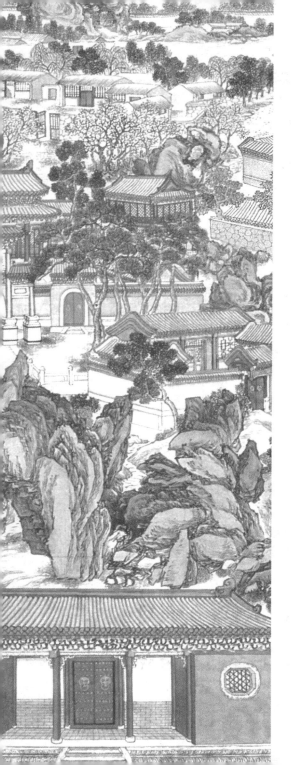

◎ 问止中医系列 ◎

中医梦红楼

——大观园女子健康诊断书

（美）林大栋 著

U0308421

全国百佳图书出版单位

中国中医药出版社

· 北京 ·

图书在版编目（CIP）数据

中医梦红楼：大观园女子健康诊断书 /（美）林大栋著 .—
北京：中国中医药出版社，2021.7
（问止中医系列）
ISBN 978 – 7 – 5132 – 6946 – 9

Ⅰ . ①中…　Ⅱ . ①林…　Ⅲ . ①中医妇科学—诊疗
Ⅳ . ① R271.1

中国版本图书馆 CIP 数据核字（2021）第 075832 号

中国中医药出版社出版
北京经济技术开发区科创十三街 31 号院二区 8 号楼
邮政编码　100176
传真　010-64405721
保定市西城胶印有限公司印刷
各地新华书店经销

开本 880×1230　1/32　印张 7.5　字数 154 千字
2021 年 7 月第 1 版　2021 年 7 月第 1 次印刷
书号　ISBN 978 – 7 – 5132 – 6946 – 9

定价　45.00 元
网址　www.cptcm.com

服 务 热 线　010-64405720
购 书 热 线　010-89535836
维 权 打 假　010-64405753

微信服务号　zgzyycbs
微商城网址　https://kdt.im/LIdUGr
官 方 微 博　http://e.weibo.com/cptcm
天猫旗舰店网址　https://zgzyycbs.tmall.com

如有印装质量问题请与本社出版部联系（010-64405510）
版权专有　侵权必究

问止智能体质测评

测试你是红楼十二金钗里哪位仙女的体质

问止中医大脑智能体质测评

姓名：李某　性别：女　年龄：29

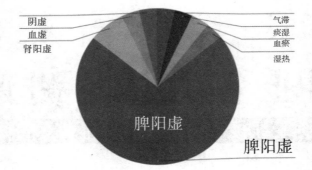

脾阳虚

◆ **体质类型** ◆

脾阳虚
肠胃弱、消化能力差而易疲劳

脾阳虚体质者可能具备的表现

整体情况	畏寒肢冷、脘腹冷痛而喜温喜按；面色虚白、倦怠神疲
饮食	食欲减退；口淡、喜热饮，或泛吐清涎
大小便	大便清稀，或水泻、完谷不化，或久泻久痢，小便不利
经带	白带量多而清稀
舌	舌质淡胖或有齿痕，舌苔白滑
脉	沉细迟弱

脾阳虚日常调理的注意事项

避免吃饭时大量喝水	吃饭时大量饮水往往造成胃火升高，胃酸过多，更会进一步造成水液代谢上的困难。这是加重脾阳虚的一个很重要的原因，不可不慎。
避免过食	脾阳虚者的食欲不好，是身体的能量不够，勉强大量进食反而会造成身体负担，进一步令脾胃受到伤害。
避免摄取冰冷食物	脾阳虚是脾胃分配到的能量低下，如果再进一步吃寒凉的食物，会令脾阳损耗，也就是能量更不足。久而久之会令脾胃功能遭受破坏，这是中医一直强调的重点之一。

调整脾阳虚的食物

五谷杂粮类	粳米、糯米、薏苡仁、山药、扁豆
鱼、肉、奶、蛋类	牛肉、牛肚
蔬菜类	莲子、韭菜、辣椒、刀豆
水果类	大枣、樱桃、芡实

调整脾阳虚的药茶: 问止健脾开胃茶	
功效	健脾开胃、增强体力
组成	山药、芡实、百合、龙眼肉、西洋参、当归、茯苓
饮用方法	用保温杯以热开水冲泡后置三十分钟后可饮用，一周可服3~4天

调整脾阳虚的穴位推荐

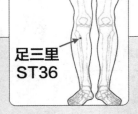

足三里
ST36

穴位推荐

足三里

🔳 取穴位置

小腿前外侧，外膝眼 (犊鼻)下3寸，胫骨前缘外一横指 (中指)处，当胫骨前肌中。

🔳 针刺方法

直刺1~2寸。艾炷灸5~7壮，艾条灸10~20分钟。建议可多用灸法。

调整脾阳虚的食谱：炒米养生法

炒米健康养生法整理

烹饪方法

- 什么米都可以用，如：白米、糙米、五谷米。

- 美国的米不用洗，如遇要洗的米则须洗好后铺平摊开晾干后以全干的米来炒。

- 用空锅不用加水和油，直接用大火快炒。

- 炒至略焦黄（莫变黑）就可以了。

- 用电饭锅煮饭，一般比平日多加一杯水比较好。（水遇热炒米后会大量散失），请找出最适合全家口感的比例。

学理说明

- 焦香入脾胃。改善脾虚、脾湿，强化中州。

- 米经炒去湿气之后更加善养胃气，保持后天之本运作能力。

- 阴虚过重者则较不宜。

效果

- 炒米可把米饭的香气提升，醒脾作用强，肠胃负担小，易饱，祛湿塑形效果好。

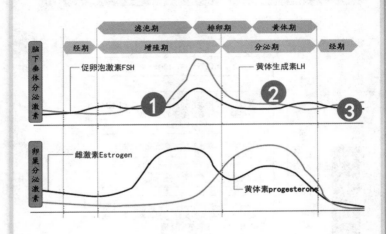

1.增殖期	注意利用雌激素分泌强旺时，加强饭水分离（吃饭时不要大量饮水）。
2.分泌期	多食温热有益的食物，注意要充分休息，同时饮食有节，不可在此期间过度饮食而加重脾胃进一步负担。
3.经期	因为失血较多，宜加长睡眠时间并考虑早睡。

一生肾气(天癸、内分泌)变化说明

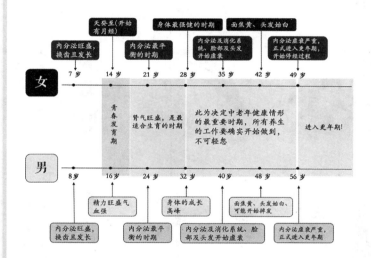

【说明】根据《黄帝内经》，男女的生长周期有所不同，男性以八年为期而有较大的生长变化，女性则以七年为期而出现一次大的变化，我们可以根据不同年龄的身体变化，根据本报告中的体质说明而调节营养、保健、养身的种种习惯，让身体能够照着自然的规律成长，既为现在身体健康，也为中老年后的健康生活做好充足准备！

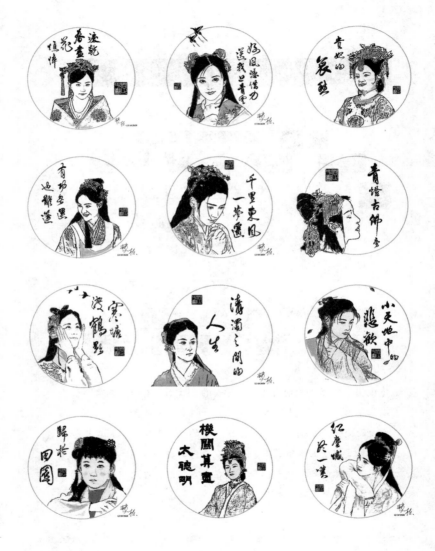

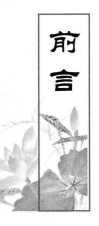

通过本书，我想和大家谈谈《红楼梦》中诸女儿的体质特色和健康情形，依此说明不同体质的养生心法。虽然《老子·十三章》中说"吾所以有大患者，为吾有身"，即我们有形的色身正是很多烦恼的来源，但是面对色身的危脆而做养生的努力，在实际生活中还是有其积极的意义。笔者从十五岁开始研读《红楼梦》，这个年纪大概和书中主要角色们的年纪差不多，当时对于书中深层的人生哲理感受不深，毕竟彼时年纪尚轻，反而对这本书中的饮食、起居、文学、医学等细腻而精彩的描述特别感兴趣。我尤其对书中有关中医学的描述充满探究的兴致，就如同我沉迷武侠小说讲到的经络穴位一般。到了知命之年，再来看书中的悲欢离合、成败盛衰，此时的感受就很强烈了。同时，在研究中医学多年之后再来看这本书，我才发现作者曹雪芹先生在中医学上的深厚功力，于是赞叹作者铺陈安排不同人物、不同性格、不同体质的高明技法。借着《红楼梦》这本书来学习不同体质的人要怎么样养生，真是再有趣不过的一件事。

《红楼梦》这本书很有意思，鲁迅先生说每个人对《红楼梦》的看法都不一样，他说："经学家看见《易》，道学家看见淫，才子看见缠绵，革命

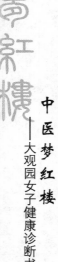

家看见排满，流言家看见宫闱秘事……。在我的眼下的宝玉，却看见他看见许多死亡。"所以"横看成岭侧成峰，远近高低各不同"，不同的人看《红楼梦》有不同的感触、不同的感想。有人说《红楼梦》基本上是一本佛学的书，因为它讲的就是人生一切的苦空无常。事实上，人的身体也是一样。佛经中说器世间（物质世界）有"成、住、坏、空"四个阶段：生成、维持，然后崩坏，最后变成空。而我们的有情世间（心灵境界）是依"生、住、异、灭"四个阶段来发展：生成、保持，又变异，最后没了。生、住、异、灭与成、住、坏、空，这是宇宙的实相。所以有人说《红楼梦》演示的兴衰成败像一本佛学理论小说；也有人说《红楼梦》是讲清朝古代典籍与制度的一本书，也是一本文化记录的书。我从中医的角度来看，《红楼梦》是一本很好的医学案例书。我从十五岁开始读，把本书读了好多遍，在不同的年纪都有不同的感触。随着年龄越来越大，我对《红楼梦》的观感发生了许多变化。

这一次，我站在一位中医的角度来看这一本伟大的文学巨著，通过作者曹雪芹先生的妙笔，我们可以看得出小说中人物的饮食起居和健康表现，似乎也看出了中医学里很多重要理论的演示。书中有中医生理学、病理学的相关内容，还涉及中医心理学——中医向来都有"七情致病"的观念。另外，书中还有许多"心理影响生理"的具体展现。我们甚至可以看得出来某些人物因为生理和心理的病态，最后影响到命运的发展。借助书中人物角色对我的启发，我将书中八种常见中医体质的辨证及养生方法做了归类整理。随书附上问止中医科技开发的体质自测小程序，供读者测评了解自己的体质类型，是偏寒的林黛玉型还是偏热的薛宝钗型？还是其他大观园中人的体质？当然，书中也列出了不同体质的养生之法，这是我们阅读《红楼梦》勤行养生道的"知行合一"。

林大栋

2021 年 6 月 1 日

目录

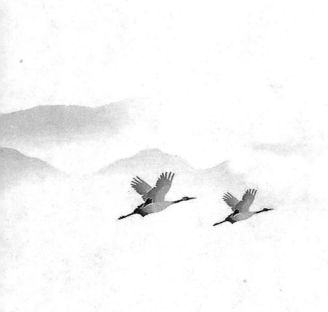

林黛玉

从"一畦春韭绿，十里稻花香"到"冷月葬诗魂"

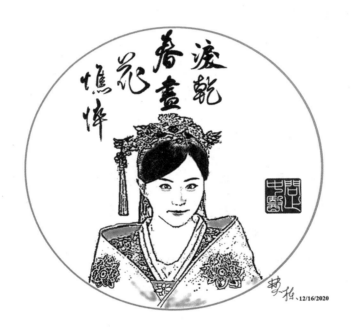

黛玉是个怎样的女孩

我们从《红楼梦》的十二金钗开始讲，她们的身体状况和体质到底是怎样呢？第一位要特别讲到的，当然是《红楼梦》中的第一女主角——林黛玉。林黛玉虽然是小说中的虚构人物，但是她对于整个中华文化影响甚广，可以说她已经是一个很重要且富有标志性的人物了。她容貌姣好，气质超群，才华横溢，口才便给（口齿灵巧敏捷之意），她是一位如此出众的女子，往往一出场就成了全场最令人注目的目标。书中提到宝玉初次见到黛玉时，对黛玉的外貌特点描写是如此细腻：

> 细看形容，与众各别：两弯似蹙非蹙罥烟眉，一双似喜非喜含露目。态生两靥之愁，娇袭一身之病。泪光点点，娇喘微微。闲静时，如姣花照水；行动处，似弱柳扶风。心较比干多一窍，病如西子胜三分。

讲到林黛玉，每个人心中第一个浮现的印象是什么呢？我想，很多人应该都会说林黛玉就是一位弱女子，一个身体娇弱的女性代表，身体虚弱的标杆人物。大家说对了一半，她确实是一个气血两虚的女孩子，可是，她并不是一位弱女子，她的个性十分刚强。

在现代社会，黛玉会有什么表现

　　前段时间，我和朋友一起探讨《红楼梦》里面的各位女儿的养生心法，朋友们问："如果今天林黛玉站在我们前面，也就是在现代社会看到她，她会有怎样的表现呢？"事实上，像林黛玉这样的女孩在现代社会特别多，为什么这么说呢？其实，现在气血两虚的女孩子很多，像林黛玉这样既有阴虚又有气郁的更多，甚至在神志上有公主病的女生也不少。但如果像黛玉这种个性的女生，在现代社会中也会是一个积极而好强的人，她会勇于表现，她的口才便给，她更是一位聪明且智慧的女性，而且依她在书中对各种学问的深入和认真，我可以肯定地说，她同时也是一位富有钻研精神的人！如果得遇良医把身体调养好，能够让她的身体支持着她的意志力恢复正常，她应该会是一位成功的女性。

　　我们常说，生理会决定我们的心理，林黛玉的个性形成很大一部分原因就是受到她的成长环境所影响。在《红楼梦》一书中有说道，林黛玉是林如海先生的女儿，家里也是名门官宦之后，但后来母亲过世，父亲因失去贤内助而无力照顾黛玉，便把黛玉寄住在外婆家，不久之后父亲也过世。至亲的相继离世，寄人篱下的生活环境，使得黛玉终日郁郁寡欢，再加上从小身体比较虚弱，体质比较差，慢慢地也就养成了书中所描述的个性。所谓"个性常常会决定一个人的命运"，那么黛玉的命运到底是怎样的呢？

黛玉岂是弱女子

　　因《红楼梦》的前八十回与后四十回文笔上有所不同，所以世人认为这本书是由两人所著，前八十回是曹雪芹先生所著，后四十回是高鹗所著。事实上，《红楼梦》的读者普遍不喜欢高鹗先生所著的《红楼梦》后四十回，而我却认为高鹗先生是一位高明的小说家，他最后在《红楼梦》里写的结局不是 happy ending，即不是大家一般比较喜欢的快乐大结局，他描写的《红楼梦》是一个悲剧的结局。黛玉如此出众的女子到最后竟是吐血而亡。因为她经历过生活中的风风雨雨，到最后已经心力交瘁，心血不足造成亏虚而亡。但我今天要特别讲的是：林黛玉在个性上并不是一位弱女子，她其实很刚强！

　　为什么我会这么说呢？在《红楼梦》一书中，第八回里面李嬷嬷对林黛玉的个性评价是"真真这林姑娘，说出一句话来，比刀子还尖"。可见，林黛玉在下人的眼里是一位讲起话来比刀子还利的女子，同时也表示了她是一个非常刚强的人。我们曾在前文中说道，林黛玉是一位气虚且血虚的女子，而且还是非常典型的气虚与血虚的代表人物，关于典型的气虚与血虚的表现我们后面会有详细的解析。在中医基础理论里常说：气虚到了很严重的时候会变成阳虚；而血虚到很严重的时候会变成阴虚。**我们通过《红楼梦》书中对林黛玉的情节描述与外在描写知道她是一个阴虚的女孩子没有错，但是绝非是阳虚，为什么这么说？因为我们**

说阳虚以肾阳虚为主。肾阳虚的人，他不好与人争斗，也不喜欢逞强，总的来说，肾阳虚的人性格并不好强。而林黛玉的性格相反，由此可简单判断她并没有阳虚，她只是有点气虚和气滞。那么，《红楼梦》里面阳虚的人是谁呢？是二姑娘，也就是贾迎春，后面我会详细解说贾迎春的阳虚体质。

中医的"气"是什么？

在中医的辨证观来看，人体的平衡是身体健康的基础，而人体的平衡则是指人体的"气、血、水"三个要素的平衡，我们又把这个论点称为"气血水辨证"。

在"气血水辨证"中，血是指血液，水是指身体中的体液，这个大家都比较容易了解。但"气"到底是指什么呢？

中医所说的"气"是指维系生命活动的重要能量以及推动能量输布流通全身的状态。此外我们身体的能量所产生的新陈代谢，这被视为是"气"的表现。

中医对气的分类，又可分为"先天之气"及"后天之气"。"先天之气"遗传于父母，是与生俱来的能量，而"后天之气"则是在出生后，在生命活动过程中取得的能量。从某种意义上说，先天之气主要是指我们身体的内分泌系统的功能和经此系统分泌的相关精微物质，而后天之气是指从食物中摄取的营养以及从空气中吸取的氧气。下面这个图是说明我们身体内各种气之间的关系，同时把各种气的生成与相互关系在现代医学中所指的意义也列出来作为参考。

各种气的生成与相互关系

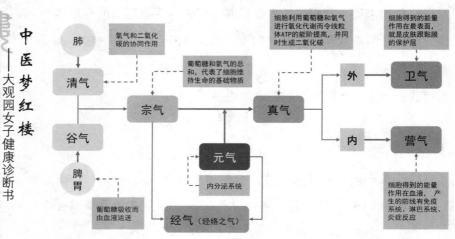

黛玉的体质：气血两虚、
阴虚（但非阳虚）、气郁

黛玉的体质虽是阴虚但绝非阳虚。阳虚的人最大的特点是什么呢？我们说"肾藏志"，肾阳虚就是因为没有这个"志"。也就是说肾阳虚的人并不会有很强的好胜心，而黛玉刚好相反，在《红楼梦》书中多次描述她好强的表现。比如，在大家以菊花为题作诗的时候，她就一定要写得非常别致出众。事实上，她的诗也确实是出类拔萃，令大家赞叹不已。不但如此，她还经常挑宝玉的问题，比如说直接评价宝玉的作诗或作词的格式、用典和用字，可见，这位姑娘是非常好强的！对于宝玉自觉满意的诗，这位林小姐更是直接评道："这样的诗，要一百首也有。"这样一位非常好强的人，在中医体质学上来看，绝不是一个阳虚的人。

如果你今天在深圳的街头看到像黛玉这样脸色发白的人，那她可能就是气虚导致的肺气虚。因为肺主皮毛，我们的皮肤毛发润不润泽跟肺气强弱有关。如果她是一个肺气虚的人，那么她的皮肤就会显得惨白，甚至脸也是苍白的。如果她肺气虚的同时又有阴虚，那么就算是看起来苍白的脸，两颧却会发红，看起来就好像是抹了粉，打上腮红一样，看起来是漂亮。因为在中医诊断中，两颧发红是阴虚的其中一个表现。我们常说很多女孩子看起来很漂亮，其实是因为她们的身体不好，黛玉就是其中一个像这样子的女生。一个因肺气虚导致脸色苍白，再加上因阴虚导致两颧发红的女孩子，看起来是漂亮，但是其实这是一种病态美，好像化妆一样。

可惜黛玉出生在清朝，如果生在今日，她应该是个女强人，而且是身体比较不好又很喜欢逞强的女强人了，真是非常辛苦啊！这样非常辛苦又爱逞强的一个女孩子，说来也是一个悲剧型的人物。各位，如果我们在养生的过程中发现自己就像黛玉这样的性格或体质，恐怕应该开始调整了！

除了生理的调整，还有心理上的调适。前面说道黛玉是气血两虚的女孩子，而且是气虚到最后还有点气郁。那么当她气郁的时候会是什么样呢？她会想不开，甚至会钻牛角尖，而且钻牛角尖的情形很严重。气郁的人容易有公主脾气、公主病，所以看到一个女生有公主病，那么她可能是气郁。黛玉的心情不好来自几个方面，前面已经讲了，她的母亲亡故后她寄住在外婆家，后来父亲也离世了；更加不幸的是她又喜欢上了她的表哥宝玉，虽说宝玉也很喜欢她，但是宝玉身边常常围绕着很多女孩子，尤其是我们下一次要讲的女二——宝钗，一位精彩动人的女子。真的是"既生瑜，何生亮"的感觉，宝钗的出现，让黛玉发现在她的感情世界里面有了一个强敌，因为宝钗是受到众人欢迎的。前面讲到《红楼梦》的第八回的时候，李妈妈说好好一个林姑娘，她讲起话来比刀子还利，这不但是一个佣人对黛玉的看法，也是大观园里面大家对她的看法。像黛玉这样的人是比较不容易与人亲和的，这样也决定了她的命运。

黛玉的气虚从哪里可以看出来呢？在《红楼梦》的第十九回里面有这样一段描述：

> 彼时，黛玉自在床上歇午，丫鬟们皆出去自便，满屋内静悄悄的。宝玉揭起绣线软帘，进入里间。只见黛玉睡在那里，忙走上来推她道："好妹妹，才吃了饭，又睡觉！"将黛玉唤醒。黛玉见是宝玉，因说道："你且出去逛逛。我前儿闹了一夜，今儿还没有歇过来，浑身酸疼。"宝玉道："酸疼事小，睡出来的病大。我替你解闷儿，混过困去就好了。"黛玉只合着眼，说道："我不困，只略歇歇儿。你且别处去闹会子再来。"宝玉推她道："我往哪去呢？见了别人就怪腻的。"

这简单的描述却表现出一件事情，黛玉刚吃饱了饭就立刻躺在床上准备睡午觉。各位，如果你发现自己每天不睡午觉根本撑不下去，你最好注意一下是不是有脾气虚的问题，因为脾气虚的人在饭后特别想睡觉。书中写到宝玉进去说："才吃了饭，又睡觉！"并直接说这样会令身体生出病来。脾气虚就是这样的，当你一吃饱饭时，全身的气血全部都会集中在胃，导致身体的其他地方就会没有力。所以从脾气虚这一点可以看出来她是一个气虚的人。

那血虚是从哪里看出来呢？比如在《红楼梦》书中的第七十六回里面提道：

> 谁知湘云有择席之病，虽在枕上，只是睡不着。黛玉又是个心血不足，常常失眠的，今日又错过困头，自然也是睡不着。二人在枕上翻来覆去。黛玉因问道："怎么你还没睡着？"湘云笑道："我有择席的病，况且走了困，只好躺躺罢。你怎么也睡不着？"黛玉叹道："我这睡不着，也并非今日了，大约一年之中，通共也只好睡十夜满足的。"湘云道："却是你病的原故，所以不足。"

黛玉因心血不足常常失眠，在书中有几处可见。她睡不着的时候就起来写字，写诗词，然后想一些杂七杂八的事。如果你现在也是一个常失眠的人，就需要注意一件事情，尤其是女生，很可能是血虚。人为什么能够睡着？根据中医的理论，是因为我们到了晚上该休息的时候，血会归肝，就是说更多的血要进到肝脏，然后把肝脏慢慢胀起来，胀起来以后，人就会觉得非常放松而欲眠。按照现代医学的说法，到了晚上，血液会进入肝脏清理代谢废物，也就是把血里面的脏东西代谢掉，排出去。在这个过程中，人就会觉得特别的累，因为副交感神经开始亢奋，而副交感神经一亢奋，人就会很想睡觉。我们说"心主血，脾统血，肝藏血"，就一般人来说，卧则血归于肝，这时候人就会很想睡。而血虚的人归于肝的血相对不足，以致心神不宁，所以上了床不能马上睡着，就会呈现失眠的状态。

中医怎么改善黛玉型体质

黛玉的身体存在血不足的情况，如果今天黛玉来到我们问止中医挂号，我们的医师第一步就要先补血，接下来还要补气。其实补气补血一般都是同时做的，严格说来，应略先补气。中医有一句话"气为血之帅，血为气之母"，一旦气能够通畅条达起来，血的生成自然就没问题了。明代著名医家龚廷贤先生在《寿世保元》一书中说道："盖气者血之帅也。气行则血行，气止则血止。气温则血滑，气寒则血凝。气有一息之不运，则血有一息之不行。病出于血调，其气犹可以导达。病原于气，区区调血，又何加焉？故人之一身调气为上，调血次之。"这说明了补血先调气的重要性。

一般而言，像黛玉这种体质的人来看病，医师一开始的重点工作就是解决失眠问题，因为她除了脾气虚，同时还存在心血不足、肝血不足，很容易睡不着。人卧则血归于肝，如果血虚，则

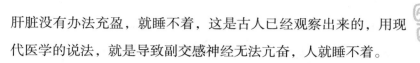

肝脏没有办法充盈，就睡不着，这是古人已经观察出来的，用现代医学的说法，就是导致副交感神经无法亢奋，人就睡不着。

我们说黛玉的体质除了气血两虚之外，还有些阴虚。为什么呢？大家有没有注意到，在《红楼梦》的第三回，她刚来的时候，大家有谈到一个话题，书中是这样写的：

> 众人见黛玉年貌虽小，其举止言谈不俗，身体面庞虽怯弱不胜，却有一段自然的风流态度，便知她有不足之症。因问："常服何药，如何不急为疗治？"黛玉道："我自来是如此，从会吃饮食时便吃药，到今日未断；请了多少名医修方配药，皆不见效。那一年我才三岁时，听得说来了一个癞头和尚，说要化我去出家，我父母固是不从。他又说：'既舍不得她，只怕她的病一生也不能好的。若要好时，除非从此以后总不许见哭声；除父母之外，凡有外姓亲友之人，一概不见，方可平安了此一世。'疯疯癫癫，说了这些不经之谈，也没人理他。如今还是吃人参养荣丸。"贾母道："正好，我这里正配丸药呢。叫他们多配一料就是了。"

这其中讲到的"不足之症"就是指"阴虚"，也就是有形的形体和物质上的不足。

那时候有钱人就是这样，一个小姐就算没有什么不适都会固定吃一些药物来调养身体，所以贾母那时候也问了她吃些什么药。这也有点像现代人没事也会吃些维生素丸来保养身体，只是古人在中药的使用上会更讲究些，往往会根据你身体的状况来打造一个比较适合长期服用并且还能调整体质的丸剂。

黛玉的日常调养：兼论补益剂

黛玉日常吃什么药呢？就是人参养荣丸。

人参养荣丸与人参养荣汤组成一样，只不过丸药服用更方便。人参养荣汤是一个有名的补益剂，这是一个相对比较大的方子，里面的药味比较多，主要是由补血的四物汤以及补气的四君子汤所组成。这二者都是来自宋朝"国民健康手册"——《太平惠民和剂局方》的著名方剂，合在一起又称为八珍汤，乃气血双补的重要方剂，在八珍汤的结构上加上黄芪和肉桂就变成十全大补汤，不但气血双补，也是阴阳双补的方剂。此方虽号称十全十美，但想要疗效更上一层楼的话，就把其中活血又略有点破血作用的川芎去掉，加上五味子、远志、陈皮这三味药，就成了气血阴阳双补且安益心神的一个强大方剂。

但是，人参养荣丸是不是最适合黛玉呢？不见得！在这里和大家分析一下。如果今天黛玉走进问止中医求诊，而我是当职的医师，用中医大脑人工智能系统看她的病，肯定先不急着用人参养荣丸、十全大补汤、八珍汤、四物汤、四君子汤等。首先，要从她的神志方面来改善，心情要愉快，其次要疏肝解郁健脾。黛玉本是出身官宦之家，不缺乏良好的医疗条件，但是在那个时代，一味依赖补养剂、补益剂的大夫特别多，这样往往效果不好，甚至变生他症。在气滞、肝郁、脾虚未解之时就大肆补血，只会导致气血壅滞，对营养的吸收能力更差，长此以往身体会更加虚弱。

常用补益剂大整理

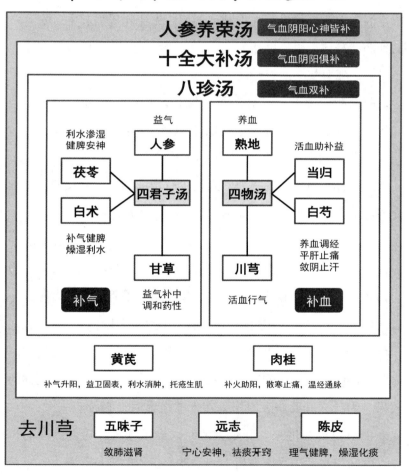

人参养荣汤　气血阴阳心神皆补

十全大补汤　气血阴阳俱补

八珍汤　气血双补

益气

利水渗湿
健脾安神

茯苓

白术

补气健脾
燥湿利水

人参

四君子汤

甘草

补气

益气补中
调和药性

养血

熟地

四物汤

川芎

活血行气

活血助补益

当归

白芍

养血调经
平肝止痛
敛阴止汗

补血

黄芪

补气升阳，益卫固表，利水消肿，托疮生肌

肉桂

补火助阳，散寒止痛，温经通脉

去川芎　五味子

敛肺滋肾

远志

宁心安神，祛痰开窍

陈皮

理气健脾，燥湿化痰

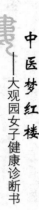

心理影响生理

我们在前面说过，黛玉的问题主要是肝气郁。用现代话说，她有公主病，脾气不好，而且嘴巴像刀子一样，像这样的人一般都是肝郁严重。如果不先把肝郁调好，先让脾胃强起来，吃再多的补药，身体也没有办法好起来，一味服用补药最后只会变成虚不受补。那要怎么治呢？

前面我们说过，宋朝有个"中药公卖局"，是专门统理中药的机构，叫太平惠民和剂局。他们出了一本"国民健康手册"，叫《太平惠民和剂局方》。在里面记载了一个很有效的方剂，对于治疗肝郁、血虚、脾胃差的人是很有帮助的。下面我们会详细介绍这个方子，现在先来说说血虚肝郁这个关联问题。

简单而言，人体的血不足导致肝血虚，肝得不到血液的滋养，就会出现肝郁的现象，肝郁的时候容易"肝气犯脾胃"。为何如此？我们知道肝的旁边是胃，胃的旁边是脾，肝稍微胀大一点点就会挤到胃。大家可以试试看，用你的手压在自己的中脘穴（就在胃附近），不用很用力，轻轻压着几分钟后，你会想吐。因为肝气郁而胀大一点的肝，会稍稍抵住旁边的胃，也会有同样的效果。为什么肝要胀大？因为在人体血虚时，它希望胀大一点，让血能够更容易进来。肝胀大的时候会抵住胃，胃受到肝的挤压，就好像我们用手压在胃上，当然，挤压的力量并不大，可是长期压着，胃就会不舒服，人就会食欲不振，因为没有充足的营养，造血困难，就会导致血虚。血虚了以后又造成肝郁，肝郁又造成血虚，就此堕入恶性循环。现代的女生很多都在这个恶性循环里面。该怎么办呢？

宋朝"中药公卖局"
"国民健康手册"中的良方

这个时候我们就可以来用宋朝的这个方子。宋朝的医生们观察到很多妇女朋友都有这种问题，他们便研究出一个方子并献给人民群众，这个方子就叫逍遥散。其功效是疏肝、健脾胃、补血！前面说道，血虚脾虚肝郁会导致人体健康状况进入一个恶性循环，但若血补足了，肝郁疏解，脾胃强健，这个恶性循环就会被打破，人就会变得非常有精神、非常健康、非常愉快。

所以，黛玉一开始就用人参养荣丸这样猛补是不对的。其实我们在《红楼梦》中可以看出来，黛玉越吃越虚弱，她其实应该服用逍遥散。逍遥散也称逍遥丸，因为现在很多药厂都把它制成丸剂，但在宋朝的时候，它是散剂。因为现在的人太懒了，就做成丸剂直接吞，就这样逍遥散成了逍遥丸。可能有人会说，需不需要用到加味逍遥散，也就是丹栀逍遥散，这方子是在原来的逍遥散里加上丹皮跟栀子，这也有可能需要，因为黛玉经常心烦闷，只是不知道黛玉有没有胃酸反逆，如果有，服用加味逍遥散就更对症了。一般而言，用逍遥散就可以了。总之，以中医专业眼光来看，黛玉服用逍遥散可能比服用人参养荣丸要好。

以上就是对黛玉这种体质的调养要点。

在《红楼梦》里面，每个女生都在服用不同的药丸。有的很对症，有的还是不行。比如宝钗吃什么？冷香丸，我们下面会讲，那个是跟她的体质有关的，热性体质的她吃这个药就比较合适。而黛玉虽然是气血两虚体质，但不适合直接大补气血，还是先用逍遥散来"逍遥"一下吧。

"气"出现异常，有什么表现

气的异常，可以分为气虚、气逆、气陷、气滞。分别说明如下：

1. 气虚

气虚是指气数量的不足以及输布功能的衰退。比如，消化吸收功能有问题导致不能取得足够的谷气，或者是呼吸不顺畅，氧气的交换有问题造成的"清气"减少，这些都是气虚。一个人一旦有了气虚，就容易出现疲累、身体容易倦怠、食欲不振、说话无力虚弱等现象。这是由于气的减弱，体力和活力也会随之变差。

2. 气逆

气逆是指气的输布方向异常的情形。比如，人体正常的消化道运动方向是往下，但一旦上逆的话就会产生呕吐、恶心、打嗝等现象。肺气的输布方向应该往下，但是一旦肺气上逆就会产生咳嗽、气喘等现象。这就叫"气逆"。

3. 气陷

气陷是指身体内的气不足而造成无法维持身体的正常结构及组织的位置，也就是身体能量的分布无法支撑我们的脏腑肌肉等，这会产生脱肛、子宫脱垂、胃下垂、疝气等因为能量不足而产生组织结构错位的情形。

4. 气滞

气滞是指身体能量输布不顺畅，造成能量无法通达所需的部位，长期的气滞也称为"气郁"。比如一个人的胃能量不顺畅，就会造成食欲不振、胃胀满的情形。肝的气滞是肝的能量输布有问题，这会造成胁肋痛、易怒。肺的气滞则会造成痰多、咳喘，并且无法把痰有效地排出体外。更严重的是，气滞到最后会造成血瘀，也就是血液的运行不畅，从而产生"瘀阻"的现象。

从心理层面调养黛玉型体质

黛玉这样的体质要改善，心情的调适也是相当重要。人生在世，如果没有办法看透世间万象，只想用汤药来改善身体，往往会事倍功半，也就是说你花了很多精力去做调养，但是效果却不好。为什么？因为当你的神志问题没有办法改变的时候，心理问题就会不断造成生理的问题。肝郁跟神志也有关系，能调适好神志，肝郁自然容易缓解。但是很多人是看不开的，不能坦然面对这世界上有很多的苦。

在《红楼梦》里面把佛家所说的八苦都展示得很清楚，字里行间充斥着这个大家族的男女老幼所展示的八苦的可怕和人在其中的不堪。佛教里面说"生、老、病、死、怨憎会、爱别离、求不得、五蕴炽盛"，这是八种苦。生老病死，前面这四种实在是很难跳脱。有学生问我说："老师几岁？"其实我今年已经过了知天命之年，年纪也算有一些了，生老病死也见了不少，也懂得了生老病死是人之常情。可是很多人看不清楚，还会因此而烦恼，若能看清生老病死都是常情，面对之时自然不怕。

除生老病死之外还有"怨憎会"，就是说你越讨厌的人越喜欢纠缠你，越乐意黏着你。怎么这么奇怪？明明我很讨厌这家伙，可是他老是对我纠缠不清，令你生气的这些人都跑到你身边，你说这苦不苦？而"爱别离"是说，你喜欢的，你中意的，又慢慢会离开你，真是苦不堪言。怨憎会、爱别离，这都是人生中令人哭笑不得的苦。

再者还有"求不得"。我们看看黛玉，她就是有"求不得苦"，她希望得到表哥宝玉的爱，可是宝玉的爱呢——是博爱，他爱了很多人，虽然他心中最喜欢的还是黛玉，可是他对每个女生都有一份爱。无论这份爱是各种关爱也好，各种友爱、怜爱也好，都让黛玉觉得没有安全感。现代女性常常会讲到这一句话"我觉得没有安全感"。黛玉的不安全感就是一种恐惧，而"恐伤肾"，就很容易对先天之气造成伤害，这也是她神志上的一大问题。

在临床上，我们有时候看病很快，用我们的中医大脑人工智

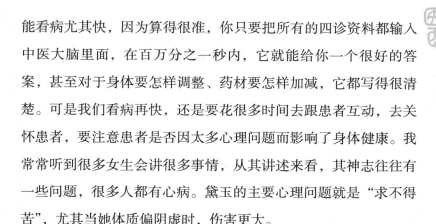

能看病尤其快，因为算得很准，你只要把所有的四诊资料都输入中医大脑里面，在百万分之一秒内，它就能给你一个很好的答案，甚至对于身体要怎样调整、药材要怎样加减，它都写得很清楚。可是我们看病再快，还是要花很多时间去跟患者互动，去关怀患者，要注意患者是否因太多心理问题而影响了身体健康。我常常听到很多女生会讲很多事情，从其讲述来看，其神志往往有一些问题，很多人都有心病。黛玉的主要心理问题就是"求不得苦"，尤其当她体质偏阴虚时，伤害更大。

在中医的基础课程上常会提到"什么是阳，什么是阴？"其实，阳就是能量，是功能，是看不见的。功能你看得见吗？能量你看得见吗？比方说这手很有力，功能很强，你看得见吗？看不到，这就叫阳。但可不可以体会得到？当然可以。你过来，打你一拳，感觉好痛，果然这手是有力的。所以说阳是看不见的，而阴则是看得见的。你的脸、骨骼、皮肤、血液、水液、唾液，这些都是看得见的，故而为阴。黛玉就是个阴虚体质的人。

在《红楼梦》里面的孩子多是初中年纪，十三四岁，最多十五六岁，但这个年纪的黛玉已经可以吟诗作对了，这个就是古人的素养。他们不读别的书，不读数学、物理、化学，专读古文，当然会写得好。以黛玉来说，她的心力的能量已经很大，你看她写的诗多好。比如在第十八回《林黛玉误剪香袋囊　贾元春归省庆元宵》中，黛玉写了一首《杏帘在望》的五言律诗，诗中是这样写的：

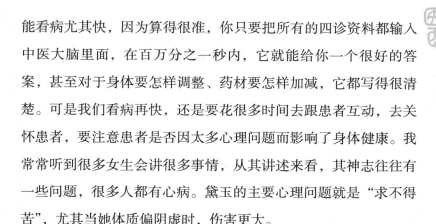

019

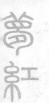

"杏帘招客饮，在望有山庄。菱荇鹅儿水，桑榆燕子梁。一畦春韭绿，十里稻花香。盛世无饥馁，何须耕织忙！"

这是在黛玉刚到贾府没有很久，大观园刚开始建立的时候所作的诗。我们可以看出，黛玉的世界里面也有着平和闲适以及对田园的向往，诗句中的"盛世无饥馁"也透露着她对这个世界的关怀和期许，这是非常正面和开朗的。但是随着在大观园中的悲欢离合、起起落落及对情爱的无奈和执着，她瘦弱的身体已经支撑不住她的阳气，气血的亏损令她阳光的一面也消逝不少，所以写出了"冷月葬诗魂"这样的句子。

我很喜欢黛玉的这一句，是她跟湘云在某个夜深人静的池畔所对的诗句，上联是湘云所写的"寒塘渡鹤影"，下联是黛玉写的"冷月葬诗魂"，多么美的句子，多么空灵清澈的文学境界。我觉得这个实在是太有才华了，她的心已经长大了，她的心灵的能量已经很高了。这就呈现出一种小马拉大车的身心状态，她的心灵之"阳"是很大的，可是身体却是瘦弱的，而且还有阴虚和气血两虚，非但撑不起这么大的心力，还会被其纷繁复杂的思虑所不断消耗，所以说她是一个阴虚严重的体质。像这样的一个阴虚的人，就希望往外去求，因为身体物质的部分是不足的，就有向外探求的渴望。

例如，小孩子很喜欢抓东西，并且把抓的东西变成他的，小孩子多半是不懂分享的，而我们大人是因为有礼教的关系，一个好吃的东西自己想吃却会客气地说"您先用"，而小孩子就很直接，表现出人真诚的一面，就是说"这是我的不给你"，所以他要向外执取。这是小孩子的特点，除了懵懂之外，也与其体质多偏阴虚有关。阴虚的大人，也有一个"取"的这种特征，在潜意识中他想要从外界拿回来某些东西以弥补自身的不足，这就是"向外执取"，这样的人自然就会有"求不得苦"，黛玉就是一个受"求不得苦"所困非常严重的女孩子。她在面对"希望得到表哥唯一的爱而最终得不到"的时候，就很苦。

八苦中还有一个叫"五蕴炽盛"，指的是我们从心理到生理可直接感受的苦。今天我们既然讲《红楼梦》，除了讲养生，讲生理，也讲一讲不同的哲学对于我们人生的一些看法。八苦里面的"五蕴炽盛"是什么呢？就是我们的眼、耳、鼻、舌、身意，我们的各种感官表现就是五蕴，我们整个人的实质个体其实就是一个苦的根源。当然了，我们的身体渴了想喝水，饿了想吃东西，站着脚会酸，坐久了屁股会痛，走着会觉得累，跑着会觉得喘，吹个冷气也会觉得冷，去晒个太阳会觉得热，这些都是我们身体的感觉。

所以《老子》说"吾所以有大患者，为吾有身"，就是这个道理，人最大的问题是什么？就是有身体。

在《红楼梦》这本书里面描述了富贵人家的种种奢华生活，各种物质的享受和逸乐，都展示着我们五蕴会喜好和缘取的一些境界。各种感官的需求及喜爱，都让各种苦的种子种植下去，一旦爆发开来，那就是悲剧的开始！所以"五蕴炽盛"在《红楼梦》这本书中的种种描述会一再令人觉得毛骨悚然。从前半部的光鲜华丽，到最后的凄苦破败，构成了这本伟大的文学巨著的强大真实生命力和冲击性。如果你已经到了庄子所说的"真人"境界，不再受身体的束缚，你的苦就会很少，不高兴、不愉快的问题也会很少，快乐就是这么简单。

黛玉型的人，该如何调养

前面讲道，在现代社会有很多女强人的身体已经像黛玉一样差，还一直苦撑着，她们往往很好强，而且经常因为忙碌的工作与生活而忘了要多爱护自己。但庆幸的是，由于我们现代的医学比较发达，还有很多好的中医诊所可以去看诊，去调养，具体怎么做呢？

我们分几点来讲：

第一点：好好睡觉，平安健康。

好好睡觉有什么了不起？各位，像黛玉这种就是因长期失眠而异常痛苦的。睡眠是一个大问题，但没有失眠之前大家都意识不到。在书中第七十六回有这样的一段：

> 谁知湘云有择席之病，虽在枕上，只是睡不着。黛玉又是个心血不足，常常失眠的，今日又错过困头，自然也是睡不着。二人在枕上翻来覆去。黛玉因问道："怎么你还没睡着？"湘云笑道："我有择席的病，况且走了困，只好躺躺

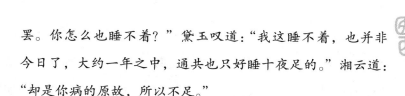

罢。你怎么也睡不着？"黛玉叹道："我这睡不着，也并非今日了，大约一年之中，通共也只好睡十夜足的。"湘云道："却是你病的原故，所以不足。"

这一段文字非常清楚地说明了黛玉确实有失眠的问题，这是她之所以严重血虚乃至于阴虚的原因。记得有一次在北京，著名文化人梁冬老师跟我对谈，讲了大概三小时，里面有两个小时都只关注一个字——"睡"，怎么睡？怎样睡得好？我们从六经辨证里面去分析（大家可以去看我们在大医小课里面就有这一段），睡觉可是个大问题，睡不好的时候，人就会有血虚的问题。我们的身体从晚上十一点到凌晨三点正是气血汇聚到肝胆的时候，这个时候你要好好休息才能够养血，否则就会造成血虚。而血虚会造成睡不着，睡不着以后便会更血虚，这就开始了恶性循环，所以睡不好其实是很棘手的问题。

当然，有各种处理方法，我一般建议先看看是不是需要补血。最简单的就是把左右手的脉，你也不用分什么寸关尺，只需去摸摸这个脉，如果右手比左手强，且差别甚大，就有可能是血虚。另外一个方法就是只摸左手的脉，先摸到脉动的地方，再用力按下去，如果很容易就被按到底，那可能就是血虚。要先解决血虚的问题，才能够睡好觉，因为血虚才是失眠最重要的原因！

当然，失眠也有其他原因，中医有一句话叫"胃不和则寝不安"，意思是说饮食不节也会导致失眠问题。现在很多人都太晚吃饭，深夜再来那么一场夜宵，那么胃就还需做消化的动作，气血也都跑到胃里去了，到了晚上11点，本来血要归肝了，但还集中在胃支持消化功能，这时候人就会睡不着。所以对于这种"胃不和则寝不安"的人，要尽量早点吃饭，避免吃夜宵。如果晚上真的很饿，喝一点热的流质食物，稍微暖一下胃就好，不饿就可以了，千万不要吃太饱。

睡不着还有第三种可能，这种就麻烦了。具体是什么呢？其实就是心情不好。有一次有一个妇人到我诊所来看失眠。我一把脉，血还不虚，再看看胃，胃也不差，问她："会不会腹胀？"不会。"有没有很晚吃饭？"她也没有太晚吃饭或吃夜宵的坏习惯。那么问题来了，脾胃强且饮食习惯也好怎么会睡不着呢？结果她说因为先生有小三，心里烦躁，所以睡不着，她现在一直在吃安眠药，但听别人说安眠药不能一直吃，所以想看看中医。她一再要求说："医师，请开个药让我吃。"可是她这是心理问题造成的失眠，这个就很难了，怎么治我也不知道。但俗话说心病还须心药医，只要对世事看开，心无挂碍，很多病自然无药而愈。这也就是下面所说的提升心境，开阔心胸。

第二点：提升心境，强大心性。

前面说道，黛玉的心灵之力已经很强大，吟诗作赋信手拈来，难道还要令已经很强的心更强？其实不是的。所谓强大不是让她更好强，去做各种争斗，而是把心性训练得很刚强，刚强到什么程度呢？禅宗有一句话，叫作"对境心不起"，就是碰到了人世间万事万物，心不会随之所动，这样就算是强大的心性了。

以黛玉的个性，我们在书上可以看到她往往一不小心或者因一个小误会，就会自己生闷气，也不去寻找真相，也不去调整心态，就一直在气，气到气虚，气到气滞，气到身体越来越不舒服，最后导致肝郁。

你看这是多傻的表现，这就是心性不够强，心境不够高。所以我们要常练心，做到万事不生气，不要心随境动，这个很重要。平时多看看修心养性的儒释道方面的书会有所帮助，这可以让我们的心慢慢调柔，遇到各种问题能够淡然处之，身体也能逐渐健康，这是我给黛玉的建议，也是给类似黛玉的女人们的建议。

说到训练心（其实我觉得现代人都该有这方面的专业训练），要练习到能够面对境界而不动，就需要常常做一个练习，就是遇到事的时候，闭上眼睛想象你的灵魂离开身体跳到云端，往下看自己，此刻你就会觉得这个人何其傻。现在我们的各种不高兴，再过十年，甚至再过五个月，你再回来看，都会觉得很可笑。可是当你处在某个困顿境界，总有走不出来的时候，所以要有很强的心，才可能去克服它。

其实我之前有一些课程，讲到佛经和《易经》方面的，我认为做这样的学习主要是为了让自己的心能够强大。这《易经》蛮有意思的，如果你《易经》学得好，心也会强大起来，为什么？因为《易经》就是告诉我们整个天地间的事物真相的一本书，当你把天地间的事物真相都看清楚了，那么什么东西都不能迷惑你了，所以《易经》是一个人在世界上生存的一个不错的指南。大家可以在网络上搜寻《数位人生哲学》这个音频，这就是我讲的易经课。

综上所述，我觉得黛玉要提升心境，强大心性。好胜、好强的心并不强大，最强的心是"如如不动"的坚强力量。

第三点：用好食材补血安眠。

这个好食材是什么呢？在讲食材之前，我先跟大家讲一件事，如果你晚上不能睡，你把手放到脚后跟这边，抓着它，你会发现它很冰冷。你脚跟的地方越冰冷，你就越睡不着。反之，当你的脚暖起来以后，就会变得很好睡。以前我们家小朋友常跑来跟我说："爸爸，我睡不着。"我说："你摸摸看你的脚冷不冷？"他就摸自己的脚后跟，一摸，"冷"。我说"想办法让它热起来"，然后他就拿了热敷袋，去微波炉加热，然后把脚包起来让脚暖起来。我说："在你快睡着之前，把它踢掉就好，脚暖了就会睡着了。"后来，热敷袋都还没拿掉，他就已经睡着了，我还要帮他把热敷袋从脚上拿下来。所以为什么很多人说洗了热水澡，马上去睡觉容易睡着，就是因为脚暖。可是你洗完澡之后身上有水分，尤其是头发，当水在体表蒸发的时候，反而会带走体表的热，所以洗澡还不如用热敷袋效果来得好而持久。

中医的养生重点在：头发冷，脚发热，头凉脚热，就容易睡着，气就会往下走。在现代医学来说，副交感神经亢奋，交感神经就会放松，人就容易睡。它的学理是这样的，我们的心脏加压供血，然后血走到全身，而你的脚对心脏来说是最远的，血最难到达，所以有时候你其他地方都暖，可是脚因为离得很远，不容易暖。但是，当你脚暖了以后，心脏就觉得它可以不用再那么用力把血输送出去，就会放松，于是血压下降，就容易睡着。这是很浅显的道理。当然在大观园里面他们是有钱的富贵人家，不会被冻到的，但对于当时的广大民众，这个助眠小诀窍就很重要。

话说回来，究竟什么是补血安眠的好食材？其实很简单，我经常推荐的是龙眼肉。在归脾汤里面最主要的药就是龙眼肉，北方人又叫其桂圆。晒干的龙眼肉，它本身是补血的，先补心血，进而能补肝血，既是补血的好药，又是安神助眠的良药，当然，补血这件事本身就是在助眠。可是有人说龙眼肉很甜，很容易导致上火，也比较燥，这种情况也确实存在，对此我会建议在龙眼肉里面加一点凉润的药，稍微中和一下它的燥性。一般我会建议用花旗参，比例是龙眼肉 10，花旗参 1，大概 10 颗龙眼加一两片的花旗参就可以了，这个小方子叫"玉灵膏"，是清代温病学家王孟英发明的。

如果不觉得很燥热，直接吃龙眼肉也可以，或泡水喝也可以。有时候我根本连泡水的时间都没有就直接吃，但这样忙碌的人生也是很辛苦的，休息一下做玉灵膏或玉灵汤来喝比较好。当然你也不要太晚才吃，睡觉前就不要再吃龙眼肉，大概晚饭前后吃一点就差不多了。其实真正讲究服用方法的话是需要煮的，当然我们也可以泡水喝，拿一个保温杯，把龙眼肉洗干净放进去，然后倒热水盖起来，一个小时后打开就可以喝。

不过，龙眼肉跟花旗参的合方真正讲究的是做成所谓的玉灵膏，就是把这两个药蒸熟了以后磨成膏，像泥一样，冰在冰箱里面，每次拿出来用汤勺挖一汤匙含服。这个就是最讲究的方法，我以前一开始是这么做的，也是这么教大家的，结果没有人做，为什么？麻烦，又要蒸，又要磨，后来算了，就改用喝的。但是要记得，我们不要因此而喝太多水啊，所以建议要浓一些。

我常常说我的养生理念是做得到才是最强，做不到一点都不强，所以要采取容易做得到的方式，有做总比没做好。只要能吃到龙眼肉用什么形式都可以啦。你把龙眼肉直接放在嘴里嚼一嚼，然后再嚼一片花旗参，这么方便的服用方法也是可以的。这么简单的食材，就能够补血安眠，当然要进一步补血，也可以吃补血专方四物汤，当归、熟地黄、芍药、川芎，这四个药很简单，是补血的好方。事实上，补血其实是有很多细节的，不同的人补血有方方面面的差别，例如四物汤是补血的质，也就是补充血液里各种基本成分及微量元素，促进各种血细胞生成。

但有些人的血不足，不是血细胞不足，也不是血浆不够，就是体内的普通液体不够而造成血量不足，对于这种我们会用到当归芍药散，能帮助改善血容量之不足。

另外还有一种补血药是改善身体血液流布和分配的，我们说"脾统血"，这个"统"字指的就是做血的分配，具体用的是当归补血汤。它只有两味药，黄芪跟当归，其中黄芪是当归的五倍。有人说："当归是补血没有错，可是黄芪不是补气的吗？"各位，前面我们说"气为血之帅，血为气之母"，中医是这么讲，所以行气以后，生血速度就会变快。而且当归补血汤既不是补血球，也不是补血浆，而是把体内的血重新分配，重点送去身体最需要的地方，这是另一种补血方法。

当然，最简单又好吃的补血方还是我上面说的龙眼肉。广东人觉得吃龙眼肉会容易上火，那只好花钱买一点花旗参，滋补一下也可以。如果你觉得还是上火，可以吃四物汤，但要把四物汤里的熟地黄换成生地黄（方子里那块黑黑的就是熟地黄，很黏、很硬），这样就不会上火，对于身体比较燥热的人比较合适。这是几种不同的补血方式，足见补血的学问不小，但做起来却并不太难。

桂圆既是药材也是食材，在《红楼梦》这本书里一共出现了三次，而且都是作为滋补药物的使用而出现。在第六回中宝玉首次出现青春期梦遗之后有这样的描述：

> 彼时宝玉迷迷惑惑，若有所失。众人忙端上桂圆汤来，呷了两口，遂起身整衣。

在第九十八回，黛玉知道宝玉成家之后，昏晕过去，略清醒时有这样的一段：

> 却说宝玉成家的那一日，黛玉白日已昏晕过去，却心头口中一丝微气不断，把个李纨和紫鹃哭得死去活来。到了晚间，黛玉却又缓过来了，微微睁开眼，似有要水要汤的光景。此时雪雁已去，只有紫鹃和李纨在旁。紫鹃便端了一盏

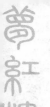

桂圆汤和的梨汁，用小银匙灌了两三匙。

而第一百十六回中，宝玉昏死过去，回神过来之后，桂圆汤又上场了：

> 这里麝月正思自尽，见宝玉一过来，也放了心。只见王夫人叫人端了桂圆汤，叫他喝了几口，渐渐的定了神。

由此可见，这桂圆不但补血，更有安定心神且助眠的功能。在书中出现的场合非常清楚地把这个特点展现了出来。可惜黛玉平时没有多喝桂圆汤，那是对她非常有益的好药。

聪明人的养生策略

黛玉的身体要调整，事实上牵扯的问题很多，她的身体调养是失败的，给了我们一个前车之鉴。我们常说，愚蠢的人，从自己的经验里面学到教训，聪明的人从别人的经验里面学到教训。各位聪明的朋友们，我们要看看人家的问题，从人家的经验甚至失败中来学习成长。我在本书中跟大家讲红楼女儿的养生心法，读者们就要对照自己，是不是可以对号入座？是不是有相似的境遇？怎么调整？怎么避免错误？这个就是聪明人的学习法。孔子说"人有生而知之，有学而知之"，还有一种"困而知之"。困而知之最不好，大祸临头才想办法去改，那个是最慢最难的。最好是生下来就懂了，这种人是天才，但天才毕竟是少数，我们能够做到学而知之就很不错了。通过看一本《红楼梦》，从里面挖掘出养生智慧，用来改善我们的人生，才是最聪明的。

调体质、养天年之一：血虚体质的调养

一句话说明血虚：血的量及质的不足。

血虚体质者可能具备的表现

整体情况	面白无华或萎黄，唇色淡，头晕目眩、心悸、失眠，手足发麻
饮食	胃口不强
大小便	大便有时较燥结
经带	月经量少，甚则经闭
舌	舌质淡
脉象	沉细无力

血虚日常调理的注意事项

充足的睡眠	睡眠和血液有密切的关系，血虚的人容易失眠，因为充足的血液能带来良好的睡眠质量，反之，有充足且良好的睡眠，身体才能好好地制造血液。
多做腿的伸展拉筋	全身的筋都依赖于血的濡养，故而平时多拉筋，也能帮助造血。尤其是拉伸大腿后方的这条筋效果特别好，所以要多做腿部的伸展拉筋运动。

调整血虚的食物

五谷杂粮及调味品类	黑芝麻、红豆、红糖
鱼、肉、奶、蛋类	乌鸡、猪肝、鸡蛋
蔬菜类	菠菜、红萝卜、红苋菜、甜菜根
水果类	龙眼干、红枣、葡萄、桑椹

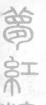

调整血虚的药膳

【桂圆紫米粥】

紫米就是黑糯米，《本草纲目》记载"紫米有滋阴补肾，健脾暖肝，明目活血的作用"，故又被称作补血米。

桂圆紫米粥是坐月子常用的甜品之一，除了适合普通血虚体质者，对冬天容易手脚冰冷、气血不足的人，也很有帮助。

【组成】

紫米50克，红枣4颗，桂圆10克，水800毫升，红糖一小勺。

【制作方法】

红糖、紫米泡水放隔夜，锅中加入水煮沸，紫米沥干加入锅中，煮沸后，转小火煮20分钟加入桂圆、红枣，再煮20分钟，依个人喜好，加入红糖调味后即可食用。

调整血虚的穴位

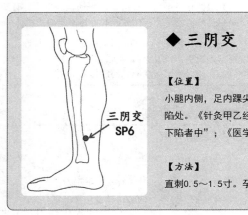

◆ 三阴交

【位置】
小腿内侧，足内踝尖上3寸，胫骨内侧缘后方凹陷处。《针灸甲乙经》："在内踝上三寸，骨下陷者中"；《医学入门》："骨后筋前"。

【方法】
直刺0.5～1.5寸。孕妇慎用。

血虚女性月经期生理状况及注意事项

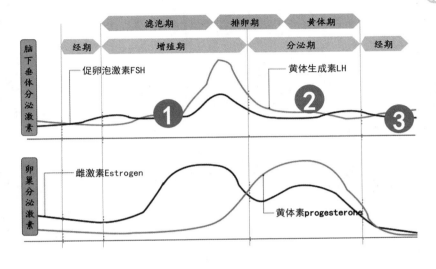

1. 增殖期	血虚者在这个时期常会有体力不济、睡眠情形不佳的现象
2. 分泌期	会出现随着接近经期而以上情形加剧的现象
3. 经期	月经量少，甚至不会进入正常的经期而形成经闭

薛宝钗

好风凭借力，送我上青云

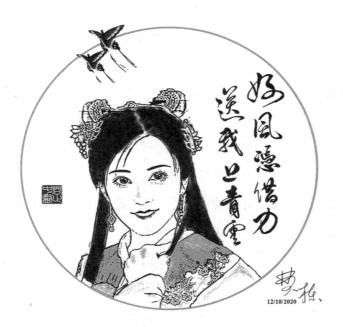

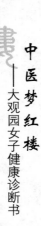

我们通过谈《红楼梦》里面的这些主角们，看她们的健康状况、体质，并考虑要怎么来调养，对现代人的养身保健可收抛砖引玉之功。我们之所以可以借着这本书来谈不同的中医体质，主要还是因为这本书的作者曹雪芹先生有着惊人的中医素养以及巧妙的角色安排及铺陈，把不同体质者的表现通过书中主角的生活描述及情节变化写了下来。《红楼梦》这本书的内容庞杂，情节曲折，人物多样，在安排这些内容的同时又能够在其中非常巧妙地穿插中医精髓，真是一本了不起的巨著。

容貌丰美，肌骨莹润，举止娴雅，品行端庄

接下来要讲到第二女主角，同样也是一位精彩的女生，她就是薛宝钗。前面我们讲了林黛玉，提到了黛玉跟大家想的不太一样，她其实是一个好强的女孩子。我们说她气血两虚，所以大家认为她是一个柔弱的女生，可是事实上林黛玉的阳气并不弱（对于严重的阳虚，尤其是肾阳虚，后面讲到贾迎春的时候会细说）。薛宝钗应该说是在红楼里面我最喜欢的一个人物了，可是很多人不太喜欢她，甚至作者也不太喜欢，他们喜欢黛玉。黛玉是出世间的，而宝钗是入世的。宝钗有一点传统道学先生的味道在里面，她如果来到现代社会，就是一个情商很高，会处理人际关系，特别招人喜欢的女孩子。

说到宝钗，书上对她的外貌描写是容貌丰美（也就稍微胖一点点），肌骨莹润、举止贤良、品行端庄。我们知道宝钗跟黛玉

不一样，黛玉父母双亡，妈妈先死，爸爸后来也死了，而宝钗不同，虽然她爸爸不在，可是她妈妈和哥哥都在，所以她是在一个比较有亲人关爱的环境里成长的。另外，她家里很有钱。我们知道宝钗她家是皇商，什么是皇商？就是帮皇家做采买的，打理各种物资采购，所以非常有钱，再加上他们的经营还不错，所以算是很成功的富商之家。

但这样一位人人称好、表现优异的宝钗，却有个不堪的哥哥。

宝钗的哥哥是一个出了名的坏东西，叫薛蟠，就是一个游手好闲的纨绔子弟。薛蟠对于他家几无贡献，很多事务的处理都是靠宝钗，所以宝钗虽然是个年轻的女孩子，妈妈和哥哥都在，可是肩负重担，一路走来蛮不容易，可说是很厉害的一个人。她在人际关系及与人交好的能力方面是很惊人的，也就是她的“人和”是有名的。她一进贾家，大家都很喜欢她，跟黛玉不一样，她不像黛玉是冷冷的，攻击性比较强，也不是很关心人家怎么想。宝钗在与每一个人物的相处上，都很用心，可以说贾府由上到下、里里外外，大家都很喜欢她，她跟黛玉最大的不同在这里。

事实上，她们的体质也正好相反。曹雪芹先生是非常懂得医理的，对于书中呈现的中医医理的内容，他是做了精细的安排和深入的铺陈的。宝黛二人个性南辕北辙，出世入世的态度完全不同，体质也就被设定成一冷一热，黛玉偏冷，宝钗就偏热。你看黛玉吃什么？人参养荣丸，所含的大多是偏温热的药。宝钗吃什么？冷香丸，这个药一听名字就知道是一种寒凉的方剂，以此衬托出她是一个湿热体质的人。关于这冷香丸的细节我们在后文要好好地谈谈。

杂学旁收，颇知医理

我们说宝钗这个女孩子，她有个惊人的特点，就是见识广泛。我们在前面提道，在《红楼梦》中的主人翁都是差不多现在初中生的年纪，十四五岁的孩子，可是个个好像都上知天文下知地理的样子，还能够吟诗作赋。这里面顶尖的高手除了黛玉以外，另外一个就是宝钗。宝钗不但文学造诣高，气度更是不凡。看看她在第七十回中最有名的一首"青云诗"：

蜂团蝶阵乱纷纷。几曾随逝水？岂必委芳尘？万缕千丝终不改，任他随聚随分。韶华休笑本无根，好风凭借力，送我上青云！

"好风凭借力，送我上青云"讲的是风筝，但字里行间的那种气魄是很大、很壮阔的，有点像男子汉一样的气魄，但是宝钗的日常表现上却不是像湘云一样狂放豪气。史湘云小时候被当男孩子一样养，宝钗却不是，她安分地扮演一个女孩子该有的角色，这个是她的特殊点。

除了文采之外，她的"杂学旁收"也是有名的，也就是说她在很多不同领域的见识是非常广博的。怎么看出这一点呢？在第八回里，她曾经骂过贾宝玉喝冷酒，她骂说"亏你每日家杂学旁收的"（其实最杂学旁收的是宝钗啊），这是因为贾宝玉爱喝酒，不但爱喝酒而且还喝冷酒。说到酒这个东西，很多人都说酒性最热，天气冷时喝点酒，可以让身体暖一下。事实上，我在这里要告诉大家，酒虽然喝下去会让身体暖起来，因为它可以加速新陈代谢，加速血液循环，可是也很快把我们体内的热量发散了出去，时间稍长身体就会慢慢冷下来，大量饮酒长远来说对身体是不好的。

因为宝玉喝了冷酒，宝钗就说宝玉，你怎么喝冷酒呢？你不是说你是杂学旁收，你宝玉不是什么都懂吗？这个道理你怎么会不知道？由此可见，宝钗对于医理是很懂的，她知道这个酒性虽然本来是发散的，可是如果你冷喝的话，它里面的一点热就会散发不出去，随后会凝结在五脏，最后变成里寒。接下来，我会再讲讲宝钗所懂得的医理，不过现在先继续把宝钗是怎样的女孩子交代一下。

宝钗在今天看来也是挺符合现代规范的，她在学校还可能是属于模范生这种类型的女生。古代的模范生女孩是什么样子？总归一句就是"女子无才便是德"。现在的人也许很难想象，这些这么有才学的女孩子，在古代社会里面，她们读那些书其实是不被鼓励的。宝钗知道这一点，她只好顺着时代趋势说女孩儿不得认字倒好，只做些针线纺织的事才是，并且还认为身为男生的宝玉要做到读书明理，辅家治国！

就是因为她这样讲，所以后来宝玉就比较不喜欢她了，宝玉觉得"我爸爸每天逼我读书，你也逼我读书"，他就对于薛姐姐有点敬畏了，他还是喜欢像黛玉这样子。黛玉是一个道家风格的人，比较我行我素地过她自己喜欢的生活方式，才不管什么鼓励男生要求得功名之类的。而宝钗就是非常传统的，或者说她是顺从传统的，所以说后来贾家的贾母、宝玉她妈王夫人（宝钗她阿姨）、凤姐王熙凤，她们都希望宝玉娶宝钗！其实现在看起来，这两个女孩子我们都是可以接受的，但是在古代宝钗比较受欢迎，她是人气第一名的完美偶像，是因为当时对很多人来说这样的女孩子是合情合理、合宜合节的。我相信作者不是很喜欢宝钗，我个人则比较欣赏，当然，这纯属个人意见，因为我觉得公主病的女孩子是很不容易相处的。

冷香丸：提示了宝钗的湿热体质

我们讲宝钗的养生之道，首先要从她的体质来讲。我们知道在《红楼梦》中有提到她的日常用药。从第三回起就开始讲到她吃的药——"冷香丸"。据说是一个方外人教她怎么配的，这是一个很难配的药。若你现在走进问止中医门诊，要请医师开个冷香丸，对不起，我们没有。因为首先这个药不见于任何方书，应该是曹雪芹自己拟出来的，而且这个药非常难做。

具体有多难呢？冷香丸里面要有四种花，春天的牡丹、夏天的荷花、秋天的芙蓉、冬天的梅花，而且是白牡丹、白荷花、白芙蓉、白梅花，四种白花，要取它们的花蕊；而且要在春天的时候取白牡丹，雨水节气的时候取雨水；夏天的时候取白荷花，白露节气的时候取露水；秋天的时候取白芙蓉，霜降节气的时候取霜水；冬天的时候取白梅花，小雪节气的时候取雪水。花蕊各要取十二两，水各要取十二钱。你还要算准节气的时间，要算的刚刚好，所以光去采集，就要至少一年才能够备完这些材料。再来，采完以后的隔年春分节气要晒花蕊，然后吃的时候拿一颗药丸用黄柏煎汤服送一碗。拿一颗药丸放到沸水中把它化开后服用，这是古代的一种吃药方法，当然现在也有这样的吃法，但比较少。

她为什么要吃这个药？在书中人家问她："你到底什么问题？"她说她在秋天的时候会有点咳嗽。冷香丸提示她体质比较热，而且是湿热。因为宝钗稍微胖一点，我们说湿是体内的水，水在我们身上多了，人会显得稍微有点胖胖的，加之身体又热，所以要吃冷香丸，这个就是《黄帝内经》里面说的"寒者热之，热者寒之"的思想。只是这药不但本身较寒，还要用黄柏这味苦寒药来送下，那真是很寒的方剂。但黄柏是用来清热燥湿的药，从药理上来看还算是很合于宝钗湿热体质的。

有很多人对宝钗都有点不太满意，说她个性有点阴暗面。对，宝钗是有点谋略和心机。人活在世界上，我们都希望有纯真的心，宝钗有没有？有，她虽然也有些谋略和心机，但那是没有办法不如此，她是很懂得随着整个环境的变化而做出应变的，但是你看她在书中第二十七回里面，不是也会童心大起地去扑打蝴蝶吗？所以说，其实她也是有童心未泯的一面。只是你想想看，一个偌大的皇商之家，妈妈是怕事的，哥哥完全是什么都不管，只知道花天酒地的，这时候身为家里最明白能干的她不得不振作起来，经营管理这一个庞大的事业体。她的处境是这样子的，所以不得不练就了一些察言观色、经营谋略的本事。

蔷薇硝：提示了宝钗的过敏体质

冷香丸这样的药，它是针对一个略偏湿热的体质。宝钗的身体在十二金钗里面算是不错的，整体来说应该算是比较平和的体质，也就是偶尔咳两下，不像黛玉的问题那么严重，后来她也帮宝玉生了一个儿子。

接着来看第二个关于宝钗体质的线索，这很有趣。在书中第五十九回，史湘云两腮做痒，她觉得是犯了杏斑癣，其实就是我们现在说的风疹，又叫荨麻疹，这是因为身体过敏了，所以她跑去找宝钗要解药。这个解药叫蔷薇硝，湘云跟宝钗要蔷薇硝来擦，这表示什么？表示宝钗自己也有一点过敏的体质。她不是说她秋冬会咳嗽吗？一般而言，体热的人，过敏反应多在秋冬；体寒的人，过敏反应多在春天。

在书中，湘云跟宝钗要蔷薇硝，结果宝钗跟湘云说："颦儿就有了，颦儿配了许多，跟她要。"颦儿是谁？林黛玉！可见林黛玉也过敏，因为她的身体偏于寒湿体质，到了春天由寒慢慢转暖的时候，就会开始发作。在我所在的硅谷这个地方，有很多人有很严重的过敏，我们称其为 hay fever，即花粉热，主要是因寒湿体质导致的毛病，当外面天气慢慢变热时就很容易导致过敏反应。

可是，宝钗在什么时候才会有过敏反应？秋冬，也就是说当从夏天慢慢过渡到秋天，天气逐渐变冷，此时她内热而外冷，过敏反应就会出现。她们发病的时节虽不一样，但是都有过敏反应，所以提示一件事，过敏反应的基础就是湿重。有些人虽看起来瘦瘦的，但湿很重，身体又是热性，那就易导致过敏，当然，身体偏寒性，也会过敏，只是发生的时间不一样。不过，通过我的观察，一般很少人在秋冬过敏，因为现在体质偏寒的人多些。

湿热体质的调养

这也是一个很有趣的题目，这话要说到我们的问止中医了，因为位于深圳，这个地方的气候是很热的，但这么热的地方，居然体质寒的人多，体质热的人少。其实，在我个人行医过程中，观察到现代人体质偏寒的比较多，为什么？饮食习惯！古人很难像我们现在这样，想吃冰就吃冰。在古代，只有在北方，在冬天到结冰的湖里面去切出冰来，然后用车运回来，放到冰窖里面，等到夏天再把它刮下来，作为刨冰，或者是刮出了冰屑以后，放进酸梅汤里面喝，所以古时候的冰是很昂贵的，夏天很难吃到，除非你是皇亲国戚，富贵人家。但现在你要吃冰，太容易了。再加上空调泛滥，无论外界天气再怎么热，屋内只要开冷气就不热。所以南方人经常在室内外热、冷环境之间快速交替，这样导致寒性体质的人就很多。又加上饮食习惯容易让身体偏湿，湿寒合起来就是春天过敏体质的起因。另一种是身体又热又湿，就形成了秋冬过敏体质。宝钗就是秋冬过敏的体质，这样的体质刚才已经讲过了，要怎么调整？略微湿热，真的吃冷香丸吗？（冷香丸可不好配的）

其实对于湿热体质，一般医生最常用到的调整方法就是寒药，但其实我觉得也不见得。事实上，用寒药往往是在有较明显症状的时候，如果为了调整体质就用寒药，常常会过犹不及。

其实，很多所谓的热性体质者只是阳气向上向外发散，从而让外表变得比较热，并不是体内真的这么热，要调整这种热性体质，最重要的是把阳气收回来，使其不再向外散逸，这个观念很重要。能把阳气收回来的方剂有几个，比如"封髓丹"就很适合。在火神派郑钦安先生所著《医理真传》里对此方有很多说明，它的组成是砂仁、黄柏、甘草。对于很多阳气外散导致的身体发热，只要把阳气潜下来，人就会觉得很平和。我觉得大部分有热象的人很少有实热，因为实热的人除了声音很大，人很有力之外，还可能有严重的便秘。在书上没有看到宝钗有没有便秘，但是我相信她不是那种实热型的人，这样的人现在也比较少。

那湿的部分呢？能够调湿的方剂就更多了，我们说"脾主湿而恶湿"，中医常讲这句话，就是说我们的脾胃是做水液调节的，而且它本身讨厌湿。当我们身体湿的时候，怎么才能够把湿除去呢？最简单的方法就是吃一些祛湿的食物。在我们常说的祛湿食物里面，薏苡仁是很好的，山药也很好，茯苓也不错，所以就有人把茯苓、山药、薏苡仁，加上一味芡实（也有人叫它"鸡头米"），这四个药合起来煎煮服用，叫"四神汤"。

这是一个祛湿的好药！有些人湿很重，看起来也没有很胖，可是肚子那里有一大圈的肉，但那一圈不见得是肌肉，很多时候是因为水湿重，所以要祛湿，而用四神汤就很好！这四个单味药组成的方剂很有趣，我曾经在北京问过不少人，没有人听过四神汤，我想可能是在南方比较流行吧，结果在广东问，大家也不熟，但这个方剂在台湾的大街小巷到处都是，只要有卖小吃的地方，基本都有卖四神汤。为什么？因为台湾是个地处温带和热带之间的海岛，气候比较湿热，所以四神汤就非常好用。由于四神汤中的薏苡仁、山药、茯苓、芡实，都是祛湿的，所以不用冷香丸了，湿热体质的人多喝点四神汤，就蛮好的！

说到蔷薇硝，现在我们也很难拿到它了，它是由蔷薇花的花粉加上银硝这个药合起来的，是外用的。因为过敏基本都跟湿有关，所以祛湿就可以防止过敏，内服的治过敏药用刚才说的四神汤就不错。如果是像黛玉一样一到春天就发作的偏寒湿型过敏，除了用四神汤之外，还可以在平常多吃一点肉桂，让身体暖起来。如果像宝钗这样轻度湿热的体质，除了吃四神汤，还可以用到"封髓丹"，也就是砂仁、黄柏、甘草这三味药。

杂学旁收：宝钗的医学知识

接下来我们就来聊聊杂学旁收的宝钗，谈谈她的医学素养。

我觉得宝钗给了我们一些启示，第一个就是人人都应该具备中医常识。为什么呢？各位，我们人最宝贵的是什么？是房子吗？车子吗？钱吗？不是，是我们的身体。

可是现代人很有趣，若有人跟你讲："车子借我开。"你才不会把车子轻易借人，一定是很熟的朋友，你才会把车子借给他。如果有人问"你的房子能借我住吗？"你也不会随便把房子借给人家住，一定是更熟的朋友才会。因为房、车都是我们很宝贵的东西。可是呢，对于最宝贵的身体，我们却如此轻易托付于医生。这医生你很熟吗？多半不熟。这医生你很了解吗？多半不了解，可是你就把你的身体都交给他，事关生死的事情轻易交到别人手上，这样合理吗？当然，有时候是急救，没有办法，可是平常保养也交给一个医生吗？你应该比任何人更了解你自己的身体！应该好好掌握自己的身体情况，并且知道怎样才能更好地使用它，不要一有问题就交给医生。

从书中可以见到，宝钗的医学知识就很丰富！当然，她是见多识广的，他们家是皇商，是帮皇帝采买各种物品的商家，很多南北各地的货物她都经手，因为药材是古代的一个重要物资，所以必定见过不少。又因为她家本就是大户人家，社会地位很高，名医也一定见了不少。再加上她自己并不是那种大字不识的传统女生，要知道古时候的中医都是读书人，宝钗可是有过好好读书的，所以她对中医中药有不少了解并不奇怪，就如书中所提到的，她能清楚说明冷香丸的制作。

从冷香丸的制作说到中药的炮制

宝钗讲的那四种白花，那四个节气，甚至连在春分的时候晾晒都讲得这么清楚且有次第，这表示什么？表示她对中药的炮制是有一定了解的。中药的炮制是中药方剂调制过程中非常重要的一部分，具体而言，是把药材经过一连串的加工后，用来调整药性或增加药材的效力。我们在东汉重要医学经典"方书之祖"——《伤寒杂病论》中看到了近百种中药炮制方法，诸如汤洗、酒洗、酒煎、苦酒煮、水浸、蒸、煮、炒、焙、炙、炮煅、煅、炮、沸、咀、锉……这些方法在现代中医学中仍是常用的炮制技术。炮制法最早可以追溯到中国商代的伊尹，他所著的《汤液经法》一书中就已经介绍了很多不同的中药炮制手法，是最早的一本中药炮制学的书籍。南朝宋时期的医学家雷斆所撰写的《雷公炮炙论》更是集秦汉至南北朝历代炮制经验的大成，是中药炮制学上最重要的著作，让历代在炮制学上有更多的发挥。这些历史告诉了我们中药炮制的重要性。宝钗能详述丸药的炮制法，表示她不是一个"药来张口"的大小姐，而是一个对各种技法有一定了解的人（但她在钩藤的炮制上用浓煎，似乎不对）。

宝钗的医术展示

从书里对宝钗的相关描写，我们可以看到常常有人就医疗上的问题来询问她，她都可以随时进行医理解说和立法开方。比如，在书中第三十四回，宝玉被他爸爸揍得几乎半死不活的时候，宝钗就拿了丸药给宝玉吃，她知道这种情形需要活血化瘀。你看她非常了解这些药要怎么用。又比如，在《红楼梦》中第八十四回，宝钗的妈妈被她哥哥的媳妇气个半死（这个媳妇就是夏金桂，《红楼梦》里面仔细塑造的一个坏女人），这时候就出现了宝钗治疗母亲的情形：

> 也等不及医生来看，先叫人去买了几钱钩藤来，浓浓的煎了一碗，给她母亲吃了。又和秋菱给薛姨妈捶腿揉胸，停了一会儿，略觉安顿。这薛姨妈只是又悲又气，气的是金桂撒泼，悲的是宝钗有涵养，倒觉可怜。宝钗又劝了一回，不知不觉的睡了一觉，肝气也渐渐平复了。

这里说道，因为来不及找医师，而宝钗又懂得医术，她便马上命人先用钩藤浓煎成汤药给她妈妈服用。钩藤，一般可以用来降血压，它具有镇定、降压、平肝、息风的功效。宝钗命人把钩藤浓煎成汤药给她妈妈喝下去，她妈妈稍后就感觉舒服了。所以您看，您如果不懂医，这要是等到医生过来都已经太慢了，如果懂医，马上开方，马上煎，马上喝，病情就有所改善了，就像宝钗给她妈妈开方，她妈妈喝药之后郁滞的肝气就纾解了，人也就好多了。可见，宝钗的医药常识是非常丰富的。

前面我们说过，在《红楼梦》的第三十四回里面宝玉被打，她叫袭人拿了一颗活血化瘀、散热毒的丸子，并在宝玉被打伤的地方敷上，由此可见，宝钗对于外治的药也是很清楚的。在前面我们也讲过一个例子，就是她骂宝玉喝冷酒，因为宝钗清楚知道冷酒会把寒气凝结在五脏，这样对于身体健康来说有百害而无一利，这就表示她对于药性的了解也是清楚的。

探讨中药钩藤的煎煮法

钩藤这一味中药，医书上多称其具有"息风止痉，清热平肝"之功。在现代临床的运用上，有血管扩张作用、降血脂及胆固醇作用，并且有促进血液循环、镇静的作用，一般多用于惊痫抽搐、头痛、眩晕之疾，可以说是治疗现代人常有的代谢病很好的天然药材。

但要注意的是：在《红楼梦》一书中宝钗将钩藤浓煎，其实并不是正确的用法。因为钩藤质轻宜后下，若用水沸腾煎煮 20 分钟后，作用就会大降，所以不应该浓煎。

宝钗分析黛玉的用药：中州之要

说到宝钗，最有趣的就是她跟我们的第一女主角黛玉的互动，我们知道，本来黛玉对宝钗是怀有敌意的，认为她是一个竞争对手——情敌。可是宝钗她很有本事，利用自己的方式成功将这个黛玉收服了，这是值得我们学习的。她很关心黛玉的身体，在第四十九回，她看黛玉吃的药都是参茸桂这些东西（人参、鹿茸、肉桂）。如同我们前面说的，黛玉觉得身体寒冷，一般医者一开药就是这些温补的药材。宝钗说这样不行，一味用热药并不能解决因为气血虚而造成的体寒问题，她认为黛玉的当务之急应该是疏肝！因为她发现黛玉的饮食情况不是很好，那就代表黛玉有"肝气犯脾胃"的情形，所以她说黛玉应该先疏肝，而且在疏肝的同时还要强健脾胃。

注意，强健脾胃的前提是疏肝，否则在强健脾胃的同时肝气又一再犯脾胃，效果就不好。宝钗能认识到这点，是很有意义的。我们说肝木克脾土，在《伤寒论》里面也讲到"见肝之病，知肝传脾"，所以要把脾胃的病治好，就得先疏肝解郁，同时再把脾胃养好，肝气也不会再侵犯过来了。于是宝钗对黛玉说："你吃参茸桂就不对了。"那应该吃什么呢？宝钗就说饮食可以养人，应从饮食上来做调养。她后来建议黛玉吃上等燕窝，而且还拿了燕窝给黛玉，黛玉就被感动了，两人后来还变成了好朋友，之后黛玉还认宝钗的妈妈薛姨妈当干妈。

书中的这一段相当精彩。可是燕窝我一般不太提倡，为什么？因为蛮贵的，平常用白木耳来取代燕窝，我觉得就很好。把白木耳煮得黏黏稠稠浓浓的，就可替代燕窝了，因为白木耳的功效是可以养肺并养胃气的。

书中宝钗对黛玉用药的分析很正确，而宝钗在这里提出一个很重要的观念"饮食是可以养人的"，她还提到了"中州"也就是脾胃的重要性。说到脾胃的重要性，我们知道金元四大家中的李东垣先生写了一本书叫《脾胃论》，他说几乎所有的病痛根源都来自脾胃，你脾胃不好，身体却非常好，那是不可能的。只有你的脾胃强了，身体才能强健。所以各位朋友，大家要明白，平常我们说吃中药可养病调身，但这中药吃下去之后由谁来吸收？谁是第一线？当然是脾胃！药物一定是被吸收后才能发挥功效。虽说人有心肝脾肺肾五脏，但所有的内服药都是先进到脾胃，如果脾胃的吸收消化功能都不好，你怎么通过吃药让身体变好？所以脾胃是第一关，这很重要。李东垣先生在平常的治病中，常常用到五个基础方配合药对做加减：平胃散、黄芪建中汤、四物汤、四君子汤、五苓散（请看我为大家整理的表格），基本上就只有这五个方，看你的体质，看你的脉象，然后决定一个基础方，然后再依其他症状加减。而这基础方都是落在脾胃上。

所以大家可以看得出来，宝钗的医学知识非常渊博，或者说是作者曹公的中医素养甚高，所以书中的宝钗可以讲出这么多重要的道理来。

李东垣先生《脾胃论》脾胃致病用药式整理 （一）

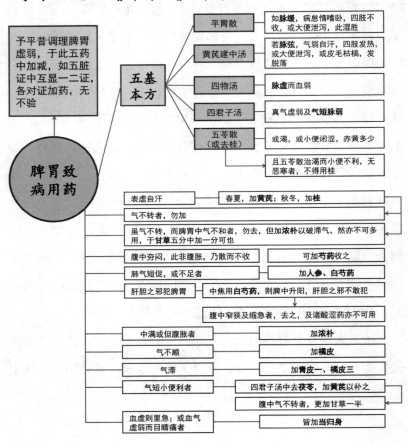

予平昔调理脾胃虚弱，于此五药中加减，如五脏证中互显一二证，各对证加药，无不验

脾胃致病用药

五基本方

平胃散	如脉缓，病怠惰嗜卧，四肢不收，或大便泄泻，此湿胜
黄芪建中汤	若脉弦，气弱自汗，四肢发热，或大便泄泻，或皮毛枯槁，发脱落
四物汤	脉虚而血弱
四君子汤	真气虚弱及气短脉弱
五苓散（或去桂）	或渴，或小便闭涩，赤黄多少
	且五苓散治渴而小便不利，无恶寒者，不得用桂

表虚自汗	春夏，加黄芪；秋冬，加桂
气不转者，勿加	
虽气不转，而脾胃中气不和者，勿去，但加浓朴以破滞气，然亦不可多用，于甘草五分中加一分可也	
腹中夯闷，此非腹胀，乃散而不收	可加芍药收之
肺气短促，或不足者	加人参、白芍药
肝胆之邪犯脾胃	中焦用白芍药，则脾中升阳，肝胆之邪不敢犯
	腹中窄狭及缩急者，去之，及诸酸涩药亦不可用
中满或但腹胀者	加浓朴
气不顺	加橘皮
气滞	加青皮一、橘皮三
气短小便利者	四君子汤中去茯苓，加黄芪以补之
	腹中气不转者，更加甘草一半
血虚则里急；或血气虚弱而目睛痛者	皆加当归身

052

李东垣先生《脾胃论》脾胃致病用药式整理（二）

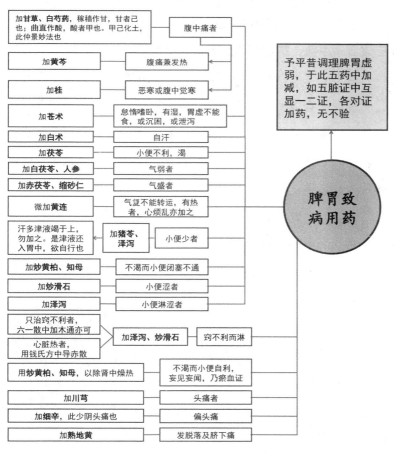

加**甘草**、**白芍药**，稼穑作甘，甘者己也；曲直作酸，酸者甲也。甲己化土，此仲景妙法也 —— 腹中痛者

加**黄芩** —— 腹痛兼发热

加**桂** —— 恶寒或腹中觉寒

加**苍术** —— 怠惰嗜卧，有湿，胃虚不能食，或沉困，或泄泻

加**白术** —— 自汗

加**茯苓** —— 小便不利，渴

加**白茯苓**、**人参** —— 气弱者

加**赤茯苓**、**缩砂仁** —— 气盛者

微加**黄连** —— 气复不能转运，有热者，心烦乱亦加之

汗多津液竭于上，勿加之。是津液还入胃中，欲自行也 —— 加**猪苓**、**泽泻** —— 小便少者

加**炒黄柏**、**知母** —— 不渴而小便闭塞不通

加**炒滑石** —— 小便涩者

加**泽泻** —— 小便淋涩者

只治窍不利者，六一散中加木通亦可 / 心脏热者，用钱氏方中导赤散 —— 加**泽泻**、**炒滑石** —— 窍不利而淋

用**炒黄柏**、**知母**，以除肾中燥热 —— 不渴而小便自利，妄见妄闻，乃瘀血证

加**川芎** —— 头痛者

加**细辛**，此少阴头痛也 —— 偏头痛

加**熟地黄** —— 发脱落及脐下痛

予平昔调理脾胃虚弱，于此五药中加减，如五脏证中互显一二证，各对证加药，无不验

脾胃致病用药

053

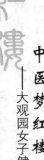
宝钗养生哲学启示之一：
自学中医，掌握自己的身体

　　接下来，我们看看薛宝钗的养生哲学启示：**就是我们多多少少应该自学中医，掌握自己最宝贵的身体！**在古代只能读书自学，但今天这个时代可以有更多更方便的方式来学习。比如视频或音频，所以现在有很多人自学中医。我常跟大家分享一个观念，我们在学习中医的过程中，应该找一个好的老师带我们入门，我也常说，我的老师倪海厦先生的人纪教学是非常好的，这个中医课程非常适合自学，对于人纪的影片、文字，你都可以看懂并且可以自己去学习，另外还可以按时收看我们的大医小课。自学中医在这个时代变得很容易，你知道以前的人要有一本书是多么的困难，以前的书都要靠用手传抄的，要买到一本印好的书是很贵很难的，而现在则很容易，一本上百万字的书，下载只需要几秒，所以现在是知识爆炸的时代。自学中医的环境太好了，自学中医的整个难度降得非常低，所以大家要好好自学。大医小课会陪大家不断努力往前（请用微信扫描二维码）。

宝钗养生哲学启示之二：
稳重、和平且适度抒发的个性是养生要务

宝钗的另一个养生哲学启示：**稳重、和平且适度抒发的个性是养生要务**。如果个性急切，或说个性比较偏，甚或个性比较钻牛角尖，这样都会影响到我们的身体。因为我们说七情致病，各种不同的情绪都会直接影响到我们的身体健康，也就是所谓的"心理影响生理"。那怎样的心理状态是最好的？那就是平和、稳重！

孔夫子说"君子不重则不威，学则不固"。以前我们小时候在翻译这句话时，都在开玩笑说君子要很重，最好是超重，这样就会很威风。其实不是，它的意思是说君子要稳重。

在佛家来说，修行者要修学"戒、定、慧"三学。戒是守戒；定是要能够稳重，要能够不为环境所影响；慧是智慧，要能够开启智慧，合起来就是佛家讲的增上三学——戒、定、慧。这其中的戒学是指行为上的修持，而定学则是心灵的功夫。所以一个平和、安定、不因环境变化而任意起伏的心理状态是最重要的。谈到"定"，也不是说从此就像槁木死灰一般，而是要适度地抒发条达，这样才是对的。如果老是忍着可不行。

有些人是很能忍，但身体往往不好，多有肝郁气滞。我有很多病人来到诊间，人看起来是很亲切，也很有礼貌，一把脉，却是弦脉，不但是弦脉，而且是弦浮，就说明这个人其实是一个很

能忍的人，甚至忍到导致内伤，出现了肝郁的现象，最后肝郁到觉得腹胀，这个是肝气犯脾胃了，是很严重的情况了。这样的人是把所有的压力都收在里面，自己用力压抑来控制。这样很不好，其实有时候要适度抒发才对。

我们说怒会伤肝，但小小的一点抒发其实能够让心情条达，切记不要大发脾气，稍微发一点就好了。甚至正面地说，怒虽可伤肝，可是小小的怒可以变成积极奋斗的动力，所以说要适度调适，这是养生的要务，很多人在这方面都需要跟宝钗学习。在书里面她有没有发发脾气啊？也是有的！比如对夏金桂这个很坏的嫂子，宝钗也是展现出她那种当家做主的强势作风，所以她在这个地方是能够适度抒发的，但在大多数场合她会避免让自己有大爆发的机会。

在第五十五回里面，王熙凤讲到宝钗，她说宝钗一旦什么事情拿定主意以后，她的态度是"不干己事不开口，一问摇头三不知"。其实王熙凤对宝钗是有一点点差评、坏评的，她认为宝钗这个人很精明，就是说只要宝钗知道某件事情跟自己没有利害关系，且决定了以后，不管怎样，她都会洁身自爱、置身度外去看。所以有些人不喜欢宝钗，原因就在这里，因为宝钗算计得很好。可是宝钗为什么要这样呢？她要让她的心不为别人所识，把一切喜怒情绪都隐藏起来，而且藏得很深，不会轻易被外界的种种事务所打扰。

有些人虽也呈现出一种"定"的感觉，但外界一有小小的波动就"不定"了。说个大家耳熟能详的故事："八风吹不动，端坐紫金莲"这个境界很高吧。这是苏东坡在一首自作的偈里面说的，全文是"稽首天中天，毫光照大千；八风吹不动，端坐紫金莲"。他作完自己再念一遍，觉得这种感觉真不错，便写了寄给佛印。佛印看完，在上面写了"放屁"两个字寄回去。苏东坡一看差点气死，坐船过长江，兴师问罪，结果佛印说："八风吹不动，一屁打过江。"所以说啊，我们的心要能够调伏，才能够快快乐乐、条达平和，这是养生者很重要的心理修持。

宝钗养生哲学启示之三：
超前规划自己的生命

另外，宝钗的养生哲学其实还有一个要点，叫作"超前部署的生涯规划"。宝钗在她的生涯里面，其实一开始的规划，不是要嫁给宝玉，她的规划比这个还大。因为她家里是做皇商的，而且当时皇帝要选妃，于是她便到了北京，希望能够被选进去。你想想看，宝玉的姐姐贾元春，被选妃后又变成皇妃，整个家族靠着她得到皇帝更大的宠幸和恩典。宝钗为了她们家族的发展决定要去选妃，那时候当然也少不了她哥哥推波助澜，她这个宝贝哥哥主要是自己想要去京城玩，所以她们才来到京城，住到宝钗的妈妈的姐姐家，也就是王夫人，宝玉的妈妈，所以她跟宝玉是这样的亲戚关系。后来因为她选妃没有选上，相处之后也觉得宝玉蛮不错的，很欣赏，所以积极地部署要嫁给宝玉。当然了，宝玉到底喜不喜欢她？我觉得宝玉是敬畏比较多，尊敬、欣赏比较多，宝玉真正喜爱的人应该是黛玉。当然了，每个人对于喜欢的标准都是很不一样的。

说个题外话，宝玉还曾笑话过宝钗，在第三十回里面，宝玉邀大家看戏，宝钗不想看，因为她怕热。结果宝玉就笑她，说她像杨贵妃一样，原来也"体丰怯热"（身体丰腴，所以怕热）。宝玉曾经这样笑话过她，由此看来，宝玉是真的没有特别喜欢她，当然，这只是我的猜测。可是，宝钗却能把贾府里上上下下的人心都收买了，很成功地让大家都喜欢她。她是这样用心地去部署规划，后来她有了儿子，然后全心教养哺育，一心想让他长大变成有用的人。很多人说："这样不是很好吗？这样的人生观不对吗？"这当然有其积极的一面，只是有些看《红楼梦》的人就比较不喜欢。但无论如何，"超前部署的生涯规划"可以让人生更有把握，心里也比较容易宁静致远。

在《红楼梦》里面，宝钗算是站在第一女主角林黛玉对立面的一个人。她的成功主要是以上三点人生哲学所致，同时也是很好的养生基础。

我觉得我们对于人生的规划要超前部署，对养生保健也要超前部署。各位如果看大医小课，我们有一个课程，在这推荐给大家，叫"中医养生抗老大揭秘"（请用微信扫描二维码）。

我把所有关于中医养生的看法都放在"中医养生抗老大揭秘"这个课程里面，包括应该保持怎样的饮食习惯，怎样去运

动，保持怎样的生活态度、作息规律等。这本来是我在本地的开放课程，一共开了十几次，有一次我去上课的时候，一看台下的人，大多是40岁以上，其中还有不少五六十岁的人，我说："大家来上养生课，算是迟了。"为什么？养生要趁早。有很多人常问我："林医师你到底几岁？"我跟他们讲我年过半百，几乎是花甲之年，但他们都不相信。

我在二十七八岁的时候开始学养生，那时候我一开始是跟一位叫石鸿英的医师学，那时候我学中医也不是说要开药、下针，只是想学习怎么养生。我会有这个想法是因为身体在当时有点问题，那时候我才从研究所毕业刚参加工作，我就发现我常常会腰酸，舌头胖大，我现在的舌头比较红一点，但那时候是胖大有齿痕而且有很白的舌苔。而且在那个时候，头发两鬓旁边开始有一点白发。我当年那么年轻，为什么身体这么差？因为那时候压力大，工作忙，有时候早上9点多去工作，到晚上12点多才回家，运动也少，可以说完全没有养生。

后来我才惊觉，然后才开始想养生，所以我就跟来上我课的学员讲，大家在40岁以后才开始学养生稍微晚了些，我希望这课都是20岁左右的年轻朋友们来上，当然五六十岁的人来听，也是有他的收获，因为现在的人生是70岁才开始嘛，但毕竟养生要趁早，你越年轻开始做，后面的红利就越多。我们常说"年轻不养生，老了养医生"，以前还有一句话叫"少壮不努力，老大徒伤悲"。趁早养生，这也是一种重要的"超前部署的人生规划"。

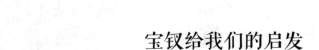

宝钗给我们的启发

宝钗这个女孩子给我们的启示，除了她的养生哲学之外，还有她的为人处世，这样的人放在大观园里面，很容易可以看得出来是一个人生的胜利者。可是也有人认为并不是，她根本是失败者，因为她的先生根本就不爱她，根本就不喜欢她，她的人生是很悲惨的。不过人生就是这样，没有什么东西是十全十美的，有残缺的人生才是正常的人生，对不对？

有个故事说道，有一个人到了阎王爷面前，阎王爷觉得他表现不错，于是便对那人说："好了，你要投胎，我给你一个机会，你要投胎成什么样？你告诉我。"

"我希望我这一生长寿，长得帅。"

"可以。"

"有钱。"

"可以。"

"然后妻妾满堂，儿孙满堂，然后权力大、势力大、财力大。然后房子要大……"

他话还没讲完，便被阎王爷打断。

"停停停，你不要讲了。哪有这么好的人生，我自己去就好，还留给你？"

这个故事告诉我们，人生是没有完美的。我们看在大观园里面的悲欢离合、成住坏空，这些都令人感到心有戚戚焉。其实这

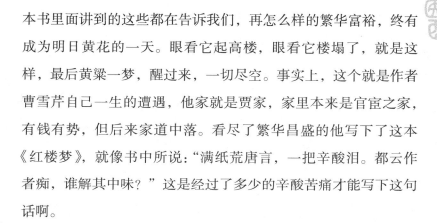

本书里面讲到的这些都在告诉我们，再怎么样的繁华富裕，终有成为明日黄花的一天。眼看它起高楼，眼看它楼塌了，就是这样，最后黄粱一梦，醒过来，一切尽空。事实上，这个就是作者曹雪芹自己一生的遭遇，他家就是贾家，家里本来是官宦之家，有钱有势，但后来家道中落。看尽了繁华昌盛的他写下了这本《红楼梦》，就像书中所说："满纸荒唐言，一把辛酸泪。都云作者痴，谁解其中味？"这是经过了多少的辛酸苦痛才能写下这句话啊。

薛宝钗这个女孩子的人生和健康情形对我们有很多启发。我希望大家可以通过看《红楼梦》书中人物的情形来省思自己，同时也可以通过此书了解更多不同的体质、不同的健康形态的人应该怎样来调养。黛玉跟宝钗不一样，一冷一热，她们的体质调养方向就不一样。

在这里我还要再讲一件事情，就是常常有人问我："中医老是讲谁的体质热，那意思就是说这个人的体温比较高吗？"不是的。因为正好讲到黛玉跟宝钗的比较，我在这顺便讲一下。按我师门所传授的中医来说，我们所谓的身体比较热跟身体比较冷，差别在哪里呢？其实我们所谓的身体热不是体温高，而是对于外面环境的适应力比较强。你们有见过很壮的男生吗？在夏天外面很热的时候，你去摸他的身体，那是什么感觉？是凉的！在冬天很冷的时候，他的身体则好像冬天里的一把火。这表示什么？外面冷，他的身体就要变热；外面热，身体就要变冷。说白了，偏热的体质就表示此人比较健康，调解和适应能力较强。而所谓寒性的体质，就是外面冷，他也在冷，外面热，他先中暑了，也就是说调解和适应能力较差。

有一次我的一个朋友，他的身体比较虚寒，我们一群人出去玩，有大有小、有老有少，结果大家在太阳下玩了两三个小时都没事，只有他中暑，为什么？因为身体过于虚寒，他没有办法适应外面环境的变化。

我们人是恒温动物，而与恒温动物相对的是变温动物，又叫冷血动物。比如一条蛇或一只蜥蜴，天气冷的时候它就变冷，天气热的时候它就变热，而身为恒温动物的人类则正好相反。这种为了适应外面环境但调解能力差的，我们就叫它寒；为了适应外面环境，调节能力比较好的，我们叫它热，这是我师门所传寒热之间更深层次的差别。所以在书里我们看黛玉跟宝钗这两个不同类型的女孩子，大家就知道是宝钗的身体比较好。为什么？因为她的身体对于温差的适应能力更强。有些人又怕冷又怕热，一般来说都是体质偏寒。对此怎么辨别呢？很多上过我课的都知道，有一个最简单的方法，这是我的老师倪海厦先生教我的，这方法很简单，要请另外一个人，一只手握着你的手心，另外一只手放在你的额头，如果头冷手热，你这个人就是体质偏热，如果头热手冷，你这个人就是体质偏寒。这个辨别体质寒热的方法非常实用且明确。

对于《红楼梦》这本书里面的第一、第二女主角，作者分别安排了一个体质寒、一个体质热，这也揭示了一个中医非常重要的辨证要点，那就是"寒热"！在临床用药上，药性的寒热对应着不同的体质，这是治疗能否成功的关键！比如，生地黄和熟地黄这两种药都有补血的作用，但是当体质偏热时我们会用到生地黄，体质偏寒会用到熟地黄。又比如，同样是化痰的药，治疗寒痰我们会用到半夏、天南星，治疗热痰我们会用到桔梗、贝母。当治疗感冒时，如果遇到身体水湿重而流鼻涕的，则用到比较热的小青龙汤，如果身体水液不足而烦躁的，则会用到含有石膏的大青龙汤。这些都是寒热的表现对于用药方向的影响。曹公把《红楼梦》的主角体质分为寒热，也就直指了中医最重要的一个辨证核心，同时其安排的人物设定之用心和精密程度皆令人惊叹。从一个中医爱好者的角度来看，这真是一本不可多得且予人启迪、令人深思的好书。

调体质、养天年之二：湿热体质的调养

一句话说明湿热：体液过多且黏稠而热。

湿热体质者可能具备的表现

整体情况	身热不扬、头身困重；胸闷腹胀或面目周身发黄、皮肤发痒
饮食	口干不欲饮、不思饮食
大小便	小便赤而不利
经带	带下黄稠、秽浊有味
舌	舌苔厚腻
脉象	濡缓或濡数

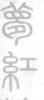

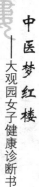

湿热日常调理的注意事项

少吃甜食	甜食易生痰，而现代的饮食，几乎什么东西都加糖，吃太多非常容易导致糖摄取过量，更何况那些爱吃甜食的人。所以甜食必须少吃，才可以减少身体中湿的生成
少吃辛辣食物	湿热体质的人，身体已经有热，再吃辛辣食物就会持续补充热，如同火上浇油，导致湿热问题难以解决
少吃油炸食物	油炸食物不仅是热性的，还帮助生湿，是一种专门产生湿热体质的食物。身体已经呈现湿热体质的人，最好尽量避免食用油炸食物

调整湿热的食物

五谷杂粮类	红豆、绿豆、薏苡仁、山药、扁豆
鱼、肉、奶、蛋类	鸭肉、鲫鱼
蔬菜类	芹菜、香菜、苋菜、黄瓜、冬瓜、西红柿
水果类	芡实

调整湿热的药膳

【绿豆薏苡仁汤】

绿豆：清热、解毒、利水、消暑。

薏苡仁：利水、健脾、渗湿、排脓。两者合用，去除湿热，此外还有美白和减肥的效果。

【组成】

绿豆100克，薏苡仁100克，白砂糖150克，水1500毫升。

【制作方法】

薏苡仁、绿豆分别泡水，放隔夜，锅中加入水煮沸，薏苡仁沥干加入锅中，煮沸后转小火煮 30 分钟再加入沥干的绿豆，再次煮沸后转小火煮 30 分钟加白砂糖，煮沸后关火闷 15 分钟即可食用。

调整湿热的穴位

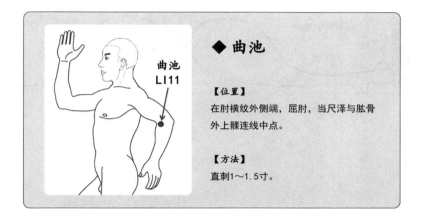

曲池
LI11

◆ 曲池

【位置】
在肘横纹外侧端，屈肘，当尺泽与肱骨外上髁连线中点。

【方法】
直刺1～1.5寸。

湿热女性月经期生理状况及注意事项

1. 增殖期	易有黄带且有明显味道
2. 分泌期	身体常感抽重，时常觉得发热
3. 经期	月经血量较多，易造成体虚晕眩不适

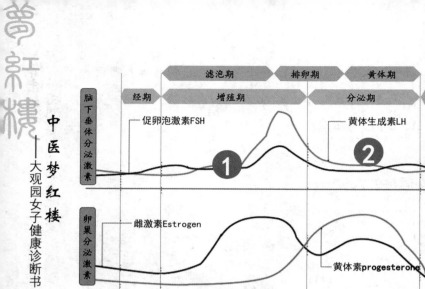

066

贾元春

贵妃的哀愁

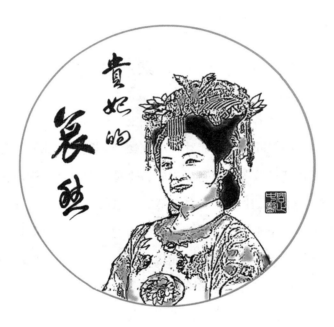

《红楼梦》这本书在中国文学史上的地位这么高，主要是因为它不落俗套，不是一个欢喜收场、花开富贵、大团圆这一类的美好结局，而是跟我们大多数人的现实人生是相符合的，现实的人生充满了悲欢离合，并没有太多圆满如意的。在这本伟大的小说里面，贾家四姐妹，元春、迎春、探春、惜春这四位女性，她们会展开一段在大观园里面非常值得我们大家借鉴学习的人物典范。

聪慧过人，家族之光

我们先来讲大姐贾元春，她跟宝玉一样都是王夫人生的，所以她是宝玉同父同母的姐姐。在《红楼梦》里面，我们一开始就知道贾元春已经被选进皇宫当贵妃，这是一件非常光耀门庭的事情！非常不容易。比如本书中的第二女主角宝钗，她一开始来到京城就是为了能够有机会被选入宫中为妃，以宝钗家的惊人财力和与朝廷的紧密关系，条件不能说不好，但宝钗的这个愿望并没有实现，可见进宫为妃是多么困难的一件事情。而元春这位情商极高、人品才情都十分出众的世家女儿，能够入宫且最后被选为贵妃，在当时自然是一件极重大的事情，尤其对于已经传了三四代之后的贾府，和当时的皇帝之间的关系已经比较远了，能够有一个女儿成为贵妃，是把整个家族和皇室拉近的重要举动，所以元春真可以说得上是家族之光。

大概从第十六到十八回里面讲到元春回来省亲了，开始了整个贾府最为荣华富贵的时候，"赏心乐事谁家院？"当然是贾家了！贾家的最高点在第十六到十八回出现，也带出了大观园。大观园是为了迎接贾家大姐元春回娘家省亲而修建的豪华大庭园，这么大的手笔只是为了贵妃元春回娘家而做。说真的，这个举动是非常铺张浪费的，因为贵妃回娘家，贾府就做一个省亲别墅庭园，那贵妃回宫之后这个地方会怎么样呢？谁都不能进去，要关起来的，表示尊敬。

光彩之下，却是维系家族富贵的牺牲者

但元春觉得这么漂亮的一个园子就这样子浪费了太可惜，于是她特别下令说可以打开，把她的这些人品才情惊人的弟弟妹妹们都请进来住，因为她觉得这么美的风景，这么好的亭台楼阁，如果有这些玉一般的人物住在里面，那会是非常美好的。其实这也是她对青春的一种憧憬想象和心灵投射，为什么这么说呢？因为她年纪轻轻的，就失去了跟她的兄弟姐妹们还有年轻的朋友们一起玩的时光，像打闹、猜谜这些玩乐，元春是没有办法去做的，她年纪轻轻就被选进皇宫变成贵妃，但这贵妃的日子可是很难过的。书中第八十三回里，贾母她们进宫去看元春，书中就写道：

> 元妃一面拭泪，一面传谕道："今日稍安，令他们外面暂歇。"贾母等站起来，又谢了恩。元妃含泪道："父女弟兄，

反不如小家子得以常常亲近。"贾母等都忍着泪道:"娘娘不用悲伤,家中已托着娘娘的福多了。"

元春这么伤心,是因为进宫的同时她也失去了家庭的温暖,皇宫是见不得人的地方,她一边讲一边流眼泪。你看在这里面,她的祖母到了皇宫也要跟她磕头下跪,也要称自己的孙女为娘娘,就是说她的人伦其实有点扭曲,忽然间她比她的父亲地位还要高,父亲都要跟她行礼,只因为她是贵妃!

当然了,元春本身就是一个理性的女性,她的教养、品行、气质是如此符合这个制度下的正确形象,所以就很适合当贵妃。另外,她的家族对她的训练和她的整个人格特质足担大任,虽然说她不喜欢这样的皇宫生活,但是她的整个养成都是为了要做贵妃的,所以她的表现当然是很得体的。而且她本身也有文采,人也蛮聪明的,你看她回来的时候还指导她的弟弟宝玉读书,宝玉他们的诗文她也会拿来看。事实上,她小的时候就代替母亲带弟弟,因为她这个姐姐年纪大很多。

可是,元春这位贵妃在这故事里面也是悲剧收场,虽然说富贵繁华已极,可是当繁华落尽,贵妃最终的命运也难免悲惨,这在作者的笔下可是相当凄楚无情的。

贾家的四个女孩贾元春、贾迎春、贾探春、贾惜春,四人名字中间一字的读音,合起来就是"原应叹息"四字,这也提示了在最终这四个女孩的人生是令人不得不无奈叹息的。讨论元春的这一章,我给她的副标题叫作"贵妃的哀愁"。荣华富贵转眼成空，我们今天所看到的所有美好的事物终会有生住异灭、成住坏空的时候，元春的出现特别标识了这一点。

元春从小就很聪明又得体，是家族的光荣。书中一开始提到她就已经入了皇家，做了贵妃，带给了家族更大的荣宠。她对贾家能否过上荣华富贵的生活是很重要的，因为贾家到了贾宝玉这一代的时候，已经是第三代了，他们的祖先立下汗马功劳，得到了很多赏赐，很多贵族地位，这些年来子孙们就是靠着祖先的庇荫生活下来的。

可是，毕竟过了这么多年，皇帝也是一代一代更替了，对皇宫里的皇家来说，虽然他们是有功的老臣，但不免也有所疏远。后来因为元春进入皇宫，成为皇帝的妻子（她是贵妃，就是皇帝的妻子之一），成功地把整个家族在皇室眼中的地位提高，这些都是靠着她牺牲个人幸福，嫁给皇帝得到的。所以说在夺目光彩之下看似命很好的元春，却是维系家族富贵的牺牲者。只要有她在，贾家的地位还是很高的，但是在她走了之后，就没有办法再照顾贾家了，失去了元春这个大靠山，贾家很快被抄家，整个家族由此败落，元春带给家族的红利也至此消散。

身懒动、气难畅、心不开

元春这个贵妃的身体是怎样的性质呢？我们先看她在书上的形容是怎样的："身懒动、气难畅、心不开。"这三项是我最后的结论。

身懒动、气难畅、心不开，像这样的人健康和体质状况会如何？其实她懒动不是因为她性格懒，而是她比较肥胖，而且是一种痰湿气滞的体质。对于痰湿体质的人，我们说这往往是一种尊荣人，因为吃得非常好。你想想看，她在贾家这样的大家族里出生，又进了皇宫成了贵妃，当然吃得很好，这样往往会导致脂肪过剩，然后会生痰饮。

我们说"水湿痰饮"这四个字是有所分别的，代表的是四种人体水液代谢的状态，在这里分别说明一下：

1. "水"：人的身体约70%都是由水构成的，当这些水都处于正常的生理状态和数量时，就称为"水"。

2. "湿"：体内水过多，叫作湿，胃口会受到影响，肌肉力量减弱，于是身体会觉得稍微重一点。

3. "饮"：体内的湿进一步增多，接下来会变成饮，就开始蕴热了，此时的水湿也越来越黏稠了，虽黏稠但还比较透明的时候叫作饮，就像清鼻涕这种，就是饮。

4. "痰"：饮到最后变成痰，就是浓浊而不透明的了，那就是更糟的情况。而且这痰还分成"有形之痰"和"无形之痰"，"有形之痰"就是堆积在肺部，能被吐出或感受到的痰，"无形之痰"是充斥在身体组织中的那些黏稠体液。

所以说水、湿、饮、痰是人体水液代谢的四个阶段，而元春则是痰饮较重的一个人。

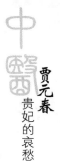

尊荣人的体质代表

在《红楼梦》一书中，前面的篇章对元春的形容也只是比较富态，说她是稍微有点肉的，并没有过多说明她的健康情况。直到第九十五回才开始有清楚的说明：

> 且说元春自选了凤藻宫后，圣眷隆重，身体发福，未免举动费力。每日起居劳乏，时发痰疾。因前日侍宴回宫，偶沾寒气，勾起旧病。不料此回甚属利害，竟至痰气壅塞，四肢厥冷。一面奏明，即召太医调治。岂知汤药不进，连用通关之剂，并不见效。内官忧虑，奏请预办后事。

本段描述的是元春被选进凤藻宫成为贵妃之后，身体开始发胖了，举止也有点懒动，而且每日起居劳乏，这其中就有因痰而生起的种种问题，这里面就讲得很清楚了。从这些描述中我们可以看得出来，曹雪芹先生果然是一位非常懂中医的高手。为什么？因为他这几句话把痰湿体质的表现就点出来了，痰湿体质的人觉得自己常常很累，为什么累？因为感觉身体重。

乏力不欲动，这是湿邪作祟

为什么身体重呢？在中医认为这大多是"无形之痰"在作

祟。你想想看，如果你的身体有很多黏稠的水在里面，等于你的身体要背负更多的重量，所以痰湿重、水湿重的人，会觉得身体较重，会比较容易累。而体瘦的人动作比较灵活，因为身体的负担小多了。湿邪严重的人，身体容易变肥胖，导致循环代谢的功能也不好，就造成了乏力不想动，而乏力不想动又会让身体的循环代谢更不好，于是乎不断互为因果，恶性循环，身体也就越来越胖、越来越湿。这就是我们为什么要多运动才会健康，四肢不勤的人很容易形成痰湿体质，这一点不可不慎。

最严重的时候，时发痰疾，就是不定时地会有痰吐出来，这个是"有形之痰"。而"无形之痰"弥漫在体内，影响正常的生理活动，这个就比较麻烦了，会引发更多的问题（无形之痰可广泛分布于中医的三焦或西医的淋巴系统，术语不一，道理无二）。

关于痰湿气滞体质的故事

有关痰湿的危害，有一个很好的参考。在一本很有名的书《儒林外史》中讲到一个故事，叫"范进中举"。这故事讲的是主人公范进苦读多年只为参加科举考试，终于在他的不懈努力下考取功名了。但在此之前，他也曾落榜了好几次，他家里的人，包括太太、岳父都看不起他。然而，忽然间他考上了，这一高兴，就坏了！因为他平时有痰疾，痰一上来之后居然梗住了，也就是所谓的"痰迷心窍"。只见他忽然间两眼直瞪，傻了。这下怎么办？有个懂得医学的人说：没有关系，这个就是痰迷心窍。喜是火，水是恐，水可克火，所以要让他有恐惧感，他这因过喜而导致的痰迷心窍的状况就会好。大伙一讨论，就找来了他的岳父胡屠夫。胡屠夫上去，啪！一巴掌打下去，范进就清醒过来了。

书中也有讲到他妈妈的痰病，因为本来他们是贫穷人家，范进读了很多年的书都没有办法考取功名，又没有什么祖产，生活的贫苦可想而知。可是他考中以后，自然就有人送礼物来，开始有人巴结他妈妈。这时有人送了一座宅邸给他妈妈，她进去之后说："这是谁家？这么漂亮。"范进说："人家说这都是你的。"她妈妈这下一高兴，结果一样也发生痰迷心窍，但是他妈妈可就更惨了，一下子人就死了。这两个故事都是在文学中描述痰饮为害的经典。其实，临床上很多重症、怪病，都是由痰而起。

痰湿气滞体质是怎么形成的

相比古人，现代人更容易形成痰湿气滞体质，为什么？饮食习惯！

很多人问我痰湿气滞体质是怎么形成的？其实主要来源于三种食物，对这三种食物一定要避免吃太多，这些都是很容易产生痰湿的。

第一个容易生痰的东西就是**牛奶及其他乳制品**。在我们的传统饮食文化里，乳制品食用并不多，但是由于西方饮食观念的冲击，现代人食用乳制品非常普遍，很容易生痰。

第二是**甜食**，因为糖容易生痰，为什么？因为我们现在最常用的是蔗糖，蔗糖是一个双糖，就是说它可以分解成两个糖，一个是葡萄糖，另外一个是果糖。葡萄糖是我们身体真正需要的，也是细胞可以直接吸收的，果糖就不是，在血液里面的果糖，身体基本不吸收，当小肠发现有果糖的时候，就叫它去肝脏，并以脂肪的形式储存起来，这就是脂肪的一大来源，也是一种无形之痰。肝脏里的脂肪堆积多了就变成脂肪肝，所以现在很多人有脂肪肝，我相信元春也可能有脂肪肝。

第三个是**寒凉的食物**。中医说禁食寒凉，很多人都在为这一点吵吵闹闹，有人说："为什么冷的东西不能吃？吃冷的食物，到肚子里面不就变成热的了吗？"事实上，这样的说法表面看起来没有错，东西吃到胃里面，身体都会把它变热，但这要消耗能量，否则我们的脏腑会很痛苦。有人说消耗就消耗吧，可是长期的消耗，身体的能量就会降低，一些正常的功能就会受到影响，气机运行就不好，就会形成气滞，然后导致水液运化不良，就变成痰。

所以要注意这三种食物，一个是冷的食物，一个是甜的食物，一个是乳制品。其代表性食物就是冰激凌，冷、甜、乳三者俱全。这样的食物吃多了，就很容易造成痰湿气滞。古代人的痰湿气滞没有现代人严重，还因为现代人有一个伟大的发明叫冰箱，有了它，我们随时可以吃到冰，要吃多少就吃多少。而且由于交通便利，乳制品和甜食价格低廉，所以现代人的痰湿气滞就特别多。

除了前面说的冷、甜、乳三样东西要尽量少吃之外，有一个生活习惯也是很容易引起痰湿体质的，那就是"饭水不分"。如果你在吃饭的时候大量喝水或喝汤，当肠胃在做消化的时候，因为大量的水液进到胃中，这时候就会稀释胃酸，久而久之造成"胃火旺"，也就是胃酸分泌的功能太强，调节身体水液的功能就会变差，于是逐渐就形成了痰湿体质。所以我们要"吃饭不喝水、喝水不吃饭"才好。当我们的胃不消化食物的时候，我们才开始喝水，这是一个非常重要的生活习惯！而现代人在吃饭的时候常常会配上汤、水、饮料、酒等各种液体，这样容易让胃中要消化的食物含水量过高，造成身体的负担，最终形成痰湿体质。

日常生活中我们可以常吃的天然保养品，我会推荐四神汤！在台湾，四神汤可以说是街头巷尾都有卖的一种小吃，看起来这是一个中医方剂，但有时候中药和食物之间的界线是模糊的。四神汤中的四个单味药其实也常常被视作食物，分别是山药、茯苓、薏苡仁、芡实。这些都是甘淡渗利的食物，也就是说这四种材料本身的味道淡、气味也不重，可以有效地排除水湿，常常服用会让人觉得身轻气顺，是对抗痰湿体质的一个好食物，而且很适合长期饮用。甚至我会建议把四神汤的材料放进每天吃的米中，然后一起用电饭锅去煮，这也是一种很简便的食用方法。

痰湿气滞体质的中医用药

事实上，很多中医师都知道，怪症、难症往往都是痰在做怪，或是有形之痰，或是无形之痰。元春就是痰饮严重的人，看

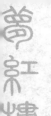

看书中说她痰饮发作时都呈现"四肢厥冷，手脚冰冷"的程度了，所以在第九十五回中，元春就这样走了，也带出了贾家整个衰败的开始，为这场繁华富贵画上了一个句号。

元春除了有痰湿体质的表现，同时还有气滞！我们试想看看，当一个人全身痰饮时，她的气机就比较不流畅，身体内各种物质和能量的循行就比较瘀滞。按传统，我们会用一个叫五苓散的方剂，这个方剂出现在《伤寒论》里面，是东汉末年常见的方剂。五苓散一般是散剂，意味着在临床上很常用，主要功能是祛湿，可是很多人用了五苓散以后会觉得效果没有那么好。事实上我临床的经验是：五苓散祛痰湿比较慢。其实五苓散并不是一种专门治痰的方剂，它跟肺关系较小，我们虽然可以利用它祛水的作用衍生为治痰之用，可是效果不会很好，那该怎么做呢？

到了金元时期，朱丹溪先生认为五苓散祛水的药虽然多，可是没有气药，没有办法行气，当一个人气机不畅，水就没有办法带走。就像地板上某个湿掉的地方，你拿电风扇去吹一下，它就比较容易干。当气运动起来，水也就能被带动，这样就容易干燥了。所以朱丹溪先生说我们要加大量的气药，他在五苓散里加入了一个宋朝《太平惠民和剂局方》中的方子，叫作平胃散。平胃散里面有很多行气的药，是对治像元春这样痰湿气滞体质最好的药。用行气的药要把握"气机不畅，痰饮难除"的原则，当然在书上并没有说她用了什么药，可是我相信她既然有痰湿气滞，就必须在祛湿祛痰的同时，加上气药。

朱丹溪先生把五苓散加上平胃散，就合成一个千古名方——

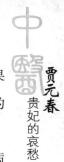

胃苓汤。胃苓汤在祛湿的过程里，把气机带动，这样子祛湿效果可就不只是加倍而已。笔者临床上治咳嗽，尤其是那种痰很多的咳嗽，最快的方法是直接用胃苓汤！

胃苓汤祛水特别快，气机一动痰饮立散，人就不咳了。有病人说："林医师，你上次给我治痰多咳嗽的药非常好，这是什么药？"我说叫胃苓汤，他说听起来像胃肠药，我说："对了，就是调脾胃的。"在这里我要告诉大家很多老医师从不传人的心法就是"用肠胃药，尤其是祛湿行气的药来治咳嗽！"那是不是治任何咳嗽都有效呢？不是的，这个方法只是对痰饮很多的咳嗽有效。像元春这样子的体质，如果她能够早一点用胃苓汤，一方面祛湿，另一方面行气，就可以避免后来悲凉的结局了，所以是很可惜的。

元春是我们大家都会喜欢的那种温柔暖心的大姐姐，她是宝玉的姐姐，从小就指导宝玉读书的，在书中第十六到十八回，这位嫁到皇宫里面的姐姐省亲的时候，我们可以看到宝玉是多么高兴，她的姐姐好不容易回到家中了。这位大家喜欢的大姐姐，人长得富富态态的，笑容可掬，个性很好，可惜因为体质的关系也无法长寿。事实上，痰湿气滞的人，心情一般也会不好的，但她必须在人前表现出一个贵妃的形象，让人人都不得不称赞，其实她自己心里苦，只是说不出来。所以当我们发现自己有痰湿气滞的时候，就要早一点调整。因为水湿是很多病的根源，很多这一类的人若能够把水湿调好，身体就会更加健康。

身为一个长期在临床看病的医者，我常常看到痰湿体质的人。往往通过四诊就能发现，啊，又来一个贾元春！为什么这么说？痰多！从来诊者的脉象、舌象就能看出其身上的痰很重，接着一问诊，来诊者说没有精神，早上起来还想再睡，然后动一动就觉得有点喘，身体重。各位，这就是"痰湿体质的元春"来了。元春这样的体质在古代不多，因为这种体质是尊荣人、有钱人"特有的"，劳苦大众日夜操劳、粗茶淡饭，就不太容易形成这种痰湿气滞的体质。可是在现代，"元春"就多了，因为现代物质文明发达，不做体力劳动的人多了，所以元春的体质足以作为现代人的一个重要警惕，一个要常常自我检讨的例子。元春的健康问题带给我们的启示特别多，对其进行学习体悟是本书一大重点。

调体质、养天年之三：痰湿体质的调养

一句话说明痰湿：津液过剩、气机壅滞。

痰湿体质者可能具备的表现

整体情况	咳嗽痰多、色白质稀、或吐涎沫；胸部痞闷或痰鸣喘促，肢体困重，面色萎黄或虚浮
饮食	呕恶纳呆
大小便	大便较黏稠而湿
经带	月经不调、易延迟、质地黏腻
舌	舌质淡胖、苔滑腻
脉	滑或缓

痰湿日常调理的注意事项

适度运动	人体的水液在淋巴系统里不像血液有心脏在推动，它的循环主要靠肌肉的收缩，按摩淋巴管道，促进淋巴液流动。因此，适度的运动能帮助水液循环，减少痰湿的堆积。
祛寒	水液"遇寒则凝"，身体温度低，水液便可能凝结。此外，温度低时，也不容易流汗，就少了一个主要的排水方式。
饭水分离	不要在进餐时大量饮水或喝汤，以避免造成脾失健运、水饮内停而形成痰湿加重

调整痰湿的食物

五谷杂粮类	粳米、绿豆、红豆、小米、薏苡仁、山药、扁豆
鱼、肉、奶、蛋类	牛肉、羊肉
蔬菜类	紫菜、葱、姜、辣椒
水果类	木瓜、橄榄

调整痰湿的药膳

【薏苡仁山药粥】

山药：益气、补脾，《本草纲目》记载："益肾气，健脾胃，止泄痢，化痰涎，润皮毛。"

薏苡仁：利水、健脾。《本草纲目》记载："薏苡仁，阳明药也，能健脾益胃。虚则补其母，故肺痿、肺痈用之。筋骨之病，以治阳明为本，故拘挛筋急、风痹者用之。土能胜水除湿，故泄泻、水肿用之。"

小米：益气、补脾，《本草纲目》记载："粟米煮粥食益丹田，补虚损，开肠胃。"

【组成】

山药 300 克，薏苡仁 50 克，小米 100 克，水 1000 毫升。

【制作方法】

薏苡仁泡水放隔夜，将山药切成小块，把小米、切好的山药、沥干的薏苡仁放入锅中加水，煮成粥后即可食用。

调整痰湿的穴位

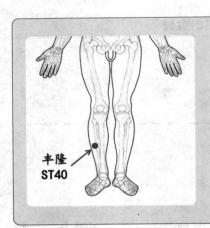

丰隆
ST40

◆ 丰隆

【位置】

小腿前外侧，外踝尖上8寸，胫骨前缘外二横指（中指）处。内与条口相平，当外膝眼（犊鼻）与外踝尖连线的中点。《灵枢·经脉》："去踝八寸"；《针方六集》："条口外廉一寸陷者中，别走太阴者。"《循经考穴编》："外踝向前，旁解溪上去八寸。又法：于膝骨尽处量至脚腕中，折断当中是。"

【方法】

直刺1～2寸。艾炷灸5～7壮，艾条灸5～15分钟。

痰湿女性月经期生理状况及注意事项

1. 增殖期	带下量多色白质黏腻
2. 分泌期	乳房胀大，时有胸闷呕恶感
3. 经期	月经不调，易延迟，月经质地黏腻

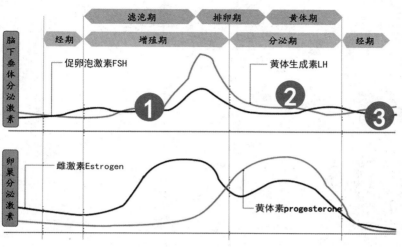

083

贾迎春

肾阳虚者的悲情一生

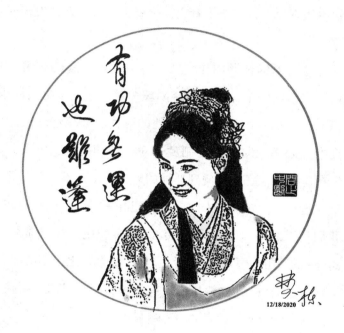

我们接下来要来谈谈另外一位贾家的女儿——贾迎春。有很多人说看不出来迎春的体质是怎样的情况，事实上，我把整本书看完之后发现，在迎春出场的篇幅里面并没有太多描述她健康状况的文字，不像刚刚介绍的元春，书中对其有不少清楚的描述，就像写病历主诉一样，直接讲出了元春的问题，然而对于迎春，书中并没有过多描述。但这无妨我们辨别迎春的体质，如果你清楚了解中医理论，再把全书看完，你就会非常清楚地发现迎春的体质了。

我把这一章的标题叫作"贾迎春，肾阳虚者的悲情一生"。不是说肾阳虚就悲情，有的人肾阳虚一辈子，过得也快快乐乐、高高兴兴的，而是因为贾迎春所处的时代、环境造成了她的不幸。迎春受限于当时的封建制度下对人性的压抑，体质是肾阳虚，生在这样的家庭，又碰到那样的老公，结局不好几乎是必然的（其实这章的标题我本来想写"贾迎春——家暴妇女的悲情"，可是我们是讲红楼女儿的养生心法，所以就用"肾阳虚者"，否则喧宾夺主）。在中医来说，"肾主志"，如果肾之阳不够的时候，人就会没有"志气"，也就是说没有那种积极、进取、拼搏的力量，这样的人格特质在迎春的身上就显得非常清楚。

生性懦弱少文采

迎春生性懦弱，也缺乏文采。在书里我们可以看到大观园里的孩子们常常吟诗、作对、猜谜，有各种文艺活动。迎春没有这么好的文采，而且她常常会在各种场合退却。和探春、惜春这两个比她年幼的妹妹相比，迎春既没有探春的精明强干，也没有惜春的丹青妙笔，在书中她唯一被提及的才能是下围棋。在整本书中她的诗作只出现了一次，这是在第十八回里应大姐元春的要求写下的。这首诗是这样的："园成景备特惊奇，奉命羞题额旷怡。谁信世间有此境，游来宁不畅神思。"我们可以看到，她的诗词平淡乏味，表示其文采并不高明。而她在大观园中有个诗号叫"菱洲"，但是她却毫不在乎地说自己不大会诗，白起个号做什么？

而且她还有另外一个问题，而这个问题清楚地显示了她的个性！当一个人被别人说文采不好的时候，如果是林黛玉，你跟她说她什么地方韵错了，什么地方用典故用得不对的时候，她一定会非常难过，非常生气，甚至会整个人跳起来，因为她好强，但迎春不是，她并不在乎这些毁誉。比如第四十回里，迎春和大家在那边行酒令，一人一句，这下轮到迎春了：

> 迎春道："桃花带雨浓。"众人道："该罚！错了韵，而且又不像。"迎春笑着饮了一口。

迎春一说出她的令辞，结果旁边人都说该罚，韵错了，而且又说她对得不好，迎春怎么办？若是黛玉的话，一定当场翻脸，但迎春不是，就笑着饮了一口酒。毕竟这是在行酒令，输了就喝酒吧。这就是迎春木然的风格。

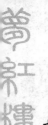

有时候我常常在想，一个喜欢下围棋的女孩在那个时代也许没有什么发展的空间，但是以迎春对于外界环境并不关心的性格，反而容易用心在黑白纵横的世界里。因为在这里面除了面对对手之外，就是自己和棋盘局势的内心交流，是不是这样个性的人会有比较好的表现呢？可惜在闺阁中的一个女棋手，在那个年代大概没有人会注意她。若在今日的世界，会下棋也是一项重要的才华啊。

不积极，不进取，不争不计较

迎春是长得很漂亮的女孩子，美丽善良的她除了天性比较懦弱之外，也缺乏才情，最大的特点是她对于周围的一切经常都是不闻不问，木然处之，所以大家都叫她"二木头"，用贾家的下人兴儿的话来解释就是"戳一针也不知哎哟一声"。迎春这人不积极，也不进取，有次她的丫鬟发生了一些事，她完全没有出来帮其做主。她的丫鬟被人家骂，被人家大声指责，她这个贾家的二小姐作为主人本来应该袒护下人，但是这位肾阳虚的小姐可没有，她在旁边拿出一本《太上感应篇》自顾自地看了起来。她的表现就是一派不争，不计较、不进取、不积极，从书里面有很多地方可以看得出来。

比如前面说的贵妃元春，她那时候从宫中回来，送给大家一些东西，每个人都有拿到，只有迎春跟贾环两个人没拿到，贾环就很不爽，可是迎春却笑一笑，认为这个是小事，她并不介意。

按理，这是有点说不过去的，贵妃大姐姐回来送礼物，她没收到，她也没说什么，要知道她是贾宝玉叔叔的女儿，也是正统贾家的女儿，可是她却不争不闹。迎春在很多时候并不会去争取，本来这样的人生也不是不好，自己快快乐乐的，只做自己的事，其他都事不关己，高高挂起，这样的人生可不可以？也可以嘛。可惜的是在婚姻的过程里，迎春这种不争的个性却让她走入悲惨的命运旋涡中。

不幸的婚姻，无奈的人生

书中提到她的父亲欠孙家钱，虽然说孙家是有钱人，把迎春嫁给这个姓孙的，也不能算是门不当户不对，可是事实上这个婚姻是有点把女儿嫁给他来抵债的意思，所以她是被她爸爸卖了。这个孙绍祖，是中国文学史上有名的家暴人士，不是什么好东西，结果这么一个懦弱、不积极、不进取、柔和、不争、不计较、心肠还那么好的姑娘嫁给了他，也就注定了这本是一场不幸的婚姻，迎春的无奈人生就此开始了。"回来哭，有用吗？"妈妈跟她讲"回去吧！回去吧！"祖母也讲"回去吧！回去吧！"，嫁鸡随鸡，嫁狗随狗，这是古代妇女的悲哀。她到底为什么会这样？有人说是个性，但从中医来说，这样的人因为有肾阳虚体质，所以会有这样的表现！

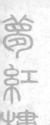

肾阳虚的体质

我们说迎春是肾阳虚体质。她的个性表现是什么呢？依中医的理论来说，她没有很强的"志"，所谓"先天之气"的"肾气"非常不足。"心藏神，肺藏魄，肝藏魂，脾藏意，肾藏志"，肾藏志也就是说我们的志气取决于"肾"的强弱。迎春是一个没有志气的人，为什么？因为她肾阳不足，一切的阳虚以肾阳虚为主，我们说一个人阳虚，通常是指他肾阳虚。肾阳虚当然有一些身体上的表现，如脚冷、手冷等。这就是我们常说的"气虚严重变成阳虚，阳虚生寒；血虚严重变成阴虚，阴虚发热"。除此之外，肾阳虚的表现还有腰膝酸软、小便清长，而在行为上的表现就是没有志气、不积极、不争取，整个人都充满了负能量。迎春就是一个标准肾阳虚的人。

一个创业者能否成功很大程度上就要看他肾阳足不足，我在几年前投入问止中医的创办，一开始我的合伙人来到我的诊所，"三顾茅厕"把我找出来（他自己说的，呵呵……）。那时候闲聊之余，我假装说要了解一下他的身体，帮他把个脉，其实这是看一个人身体如何的一种方法，这从脉象上马上就能知道。这脉一把，如果他右边的尺脉空无一物，表示肾阳虚，这样的人不要合作，因为你要创一番事业，肾阳要足才有志气，无志者事难成，不足与谋。可喜的是我这位事业伙伴肾气甚足，是足以成就一番大事的奇才。

我们再回来看迎春。你们看我前面讲了很多例子，比如大姊送大家东西，唯独她跟贾环没有，小弟贾环表现得很不高兴，她却一点都没事。当别人提议大家取个名号来作诗，她随即自承不太会写诗，也让别人随便帮她起。在联句时，迎春应答错了，韵脚不对，人家笑她，她也只是笑一笑就没事。由此可见，其实迎春是很好相处的人，可是她对自己的前途没有进取心，绝对不是一个女强人。这跟黛玉不同，黛玉阴虚，可绝不阳虚，只是阳强阴弱，阴不涵阳，导致阳气逐渐耗散，不能秘藏而温煦身体，黛玉这样的体质也是大有问题的，结局也是很惨。

对现代医学来说，肾阳到底是什么呢？其实就是指我们的内分泌系统的功能！内分泌强盛，人就会变得积极，因为各种激素（荷尔蒙）分泌都旺盛，人就有进取心，而老人家随着年纪越来越大，其荷尔蒙的质跟量慢慢都会下降，自然表现出来一副虚衰的样子。

你们看看很多老人家，斗志慢慢就没有了。虽然也有例外的"老骥伏枥，志在千里"的老人，但是一般来说，人老了以后就会慢慢失去斗志。可是有些人，年纪轻轻就失去斗志，那就很不幸了，例如迎春这样的人。像迎春这样的人现在多不多？很多，笔者在临床上看到的太多了。

现在很多女性很早就有肾阳虚的表现。我们说"女子七七，天癸绝"，七七是49岁，天癸绝就是说内分泌变差，也就是说女人在49岁的时候，内分泌就开始变差了。可是现在很多人四十岁就开始天癸变差，四十二三岁就绝经，甚至四十岁不到的人已经一年都没来月事了，为什么会这样？一把脉，往往是肾阳虚的情况很严重。

为什么现代人肾阳会容易虚衰呢？主要原因是现今的社会形态和生活方式让人们不断消耗自己的身体。内分泌强盛的人肾阳一般很足，体温较高，手脚温暖，环境适应力强，可是现在很多人往往手脚冰冷，那是因为久坐少动、饮冷迎风、过晚睡眠等等生活形态所造成的。

长期肾阳虚者往往身冷气郁，继而变成痰湿气滞！现在很多年轻人年纪轻轻就不想进取，甚至被说成草莓族、啃老族，很大程度正是此因。如果生在贾家这种富贵家庭还好，即使不进取，只要家没有败完之前都有饭吃，还可以吃得很好，但日复一日，肾阳虚也会变得更加严重。因为肾阳很特殊，我们的内分泌（或说我们的天癸或先天肾气）一旦消耗，想要补回去几乎是不可能的。就好像有一个账户，虽然存款很多，可是持续有出无入，最终也会耗尽。肾阳一旦开始大量虚衰，人就会明显变老！

什么是"天癸"

在《黄帝内经》中说："七七任脉虚，太冲脉衰少，天癸竭，地道不通。"（女人在七七四十九岁时任脉、太冲脉会虚弱，"天癸"就会枯竭，月经就会停止），从这一段叙述可以知道，天癸也可说是性激素。其实，我们每一阶段的人生都受到天癸的影响，人从幼小到成熟，由成熟再到衰老，无不如此。在《黄帝内经》里，更清楚说明男人以八为周期，女人以七为周期，也就是说男生每八年为一阶段，女生每七年为一阶段，生理会发生较大改变。而中医常说的肾气，要比天癸的范围更广些，在现代医学来说类似各种内分泌激素的总称。

如何对治肾阳虚

先天之气，主要就是肾阳和肾气。而后天之气呢，是来自吃进的食物，又叫"谷气"（脾胃之气），加上吸进来的空气（也叫清气），清气和谷气合起来变宗气，宗气就是后天之气。后天之气可以补，先天之气是补不来的。有人问："先天之气不足会怎样？"先天之气若是不足，即肾阳也不足，人也不会死，只是会早衰，即老得很快。虽然人总是要变老，但有些人是慢慢衰退，有些人很快就变老，而快速变老是很痛苦的。为什么不同的人之间会有这么大的差别？就是因为每个人的肾阳虚衰程度不同，而肾阳虚衰的快慢取决于我们的养生保健。因此，我们要防止肾阳早衰，以下几点就非常重要。

第一，不要过度消耗体力。尤其是男女之间的性事不可过多。在我们年轻的时候，男女之事经常发生也没有关系，可是随着年纪变大，千万不能这样，因为这样身体阳虚的情况会很严重，一定要有所节制。我们举男生为例，唐朝的时候，我们的药王孙思邈先生主张人有一定的性事次数的限额，他在《备急千金要方》卷二十七《养性》中提到男生房事次数时说：

> "人年二十者，四日一泄，三十者八日一泄，四十者十六日一泄，五十者二十日一泄，六十者闭精勿泄，若体力犹壮者，一月一泄。"

也就是说，男性年轻的时候可以一周房事次数多些，然后逐步减少，到了六十岁之后最好不要，除非身体还很健康。总之，男女之间的性事要随着年龄的增长而节制，这是养生第一要务。

第二，不要吃大量寒凉食物。有些人很喜欢吃寒凉食物，尤其是夏天吃了冰品之后会觉得很舒服。但是，寒凉食物吃到体内，身体必须耗费很多热能去让食物暖起来，久而久之，阳气就会变得更弱。

第三，不要经常感冒。因为感冒就要消耗身体很多能量来对治，若经常感冒且每次感冒时间都很长，人就会老得特别快。

第四，不要经常熬夜。熬夜会过度消耗肾阳。有时候我们人已经累到不行了，可是却遇上点急事很重要，必须做，只能硬撑着熬夜工作。这时身体只能燃烧我们的肾阳，来勉力维持身心高强度活动所需。这是很不智的，因为肾阳是有限的。

大家知道，烧水需要燃料和空气，这就像体内的谷气和清气，属于后天之气，消耗之后是可以补充的。按照现代医学的说法，人体维持正常活动的能量主要来自细胞里的线粒体，而线粒体制造能量的原材料主要是食物和氧气，也类似中医所说的后天之气。可是人在熬夜的时候，消耗的能量主要不是后天之气，而是体内储存的先天能量和一些精微物质。按现代医学的说法，这些精微物质类似肾上腺素。

肾上腺素可大幅增强人体功能，是人在紧急时候的救命本钱。一旦肾上腺素分泌增多，人的运动能力会大增，这是肾阳激发起来的，可是这种东西偶一为之可以，因为这是把身体里面潜藏着的能量集中拿出来用，让人忽然间变强，可是在那之后身体会进一步衰弱，久而久之就会早衰。可是现在很多人经常使用这个机制，明明已经很晚了，困得已经撑不下去了，但仍然坚持熬夜，身体就只能把肾气、肾阳拿出来用，也就是把原来的先天之气拿出来坚持熬夜。现代的人们想想，自己是不是经常有这种问题？当然，如果你拿出你的肾气，拿出你储存的重要的能量来做一些福国利民，开天辟地，为天地立心，为生民立命，为往圣继绝学，为万世开太平的事情，我们就尊敬你，这是一种伟大的牺牲，可是现在很多人在消耗这个非常宝贵的生命之本，只为了拿来追剧或打麻将，甚至可以一个晚上不睡，结果肾阳被大量消耗，久而久之身体就衰老得特别快。

不要忘了女子七七四十九岁，天癸绝，开始衰老，也就是说进入更年期，而男人从八七五十六岁开始进入更年期。有些妇女告诉我："我先生最近个性变得好奇怪，和从前都不同。"我就问："你先生今年贵庚？"她说："五十五、五十六岁左右。"我说："很不幸，你先生现在进入更年期了。"她说："难怪，脾气忽然间就像变了个人似的。"为什么脾气像变了个人？因为他的内分泌

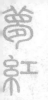

开始迅速虚衰，肾阳虚的情况甚是严重！所以，不想迅速虚衰，就要好好养生，该休息的时候一定要好好休息，身体所有的能量和物质储备都是为了紧急和重要之需，而不是在无关紧要的事情上去消耗，如果拿去打麻将，追剧，这就没有意思了。

讲讲肾气和补肾

我们常听到人家说要补肾，因为很多人去看中医之后，中医师老是说他们的肾不好，好像每个人去看中医多多少少会有一些肾的问题，难道中国人的肾就比较差吗？

其实我们常常说的肾虚，在中医来说，又分为肾阳虚跟肾阴虚两方面，肾阳虚与肾气虚密不可分，因为气虚严重之后就会变成阳虚，而血虚严重之后就会变成阴虚。

那么肾阴虚和肾阳虚要怎么来分辨呢？在中医来说，阳虚是指功能和能量方面的不足，而阴虚是指物质的不足，所以肾阳虚就是肾的功能不好、能量不足的意思，而肾阴虚是指维持肾正常功能的精微物质不足。关于肾阳和肾阴之间的关系，可以把肾阳看成汽车的引擎，引擎如果失去功能，车就不能开，而肾阴可以被看成燃油，如果没有燃油通过燃烧来提供能量，车也不能开，所以这两者缺一不可。

值得注意的是，中医所讲的肾并不是现代医学中所说的肾这个脏器，在中医的藏象学里面，肾除了指泌尿系统之外，还包括了现代医学中所说的内分泌系统，而内分泌系统的范畴除了附着在肾脏上的肾上腺之外，还包含了在大脑里面发生的一些化学物质的变化，它的范围是比较广的。人体内分泌系统和人生的每一个阶段都息息相关，所以我们会听到中医老是在讲有关肾的问题，其实就是在讲内分泌的状况。从这个角度，也可以说肾阳是指内分泌系统的功能，肾阴是内分泌系统产生的各种精微化学物质。

所以无论男人或女人，都有肾虚的可能性，尤其是随着年龄的增长，肾阳、肾阴迟早会产生亏虚。

肾阴虚和肾阳虚者在表现上有很大不同。肾阳虚者，一般来说身体会比较偏寒，毕竟是能量比较少。肾阴虚者身体会比较偏虚热，但多有腰膝酸软、小便清长这一类的问题，再严重一点会有记忆力减退、老化迅速的表现。

如果你要长葆青春美丽，肾阳、肾阴都应比较充足才行，所以我们要顾好我们的肾阴和肾阳，这样才能收获一个精彩的人生！

肾阳虚者悲情人生的启发

在《红楼梦》一书中，关于迎春的所有描述就是告诉大家肾阳虚的人大概会有怎样的人生。我们的贾迎春小姐的故事可说是令人叹息不已，她后来的结局是很惨的，因为她的家暴狂先生一天到晚打她，而身为肾阳虚的人，她没有什么反抗的力量，也没有什么反抗的意识，所以她遇到家暴就逆来顺受，最后居然被活活打死。你们想想看，一个皇亲贵族的女儿，这样一个大家庭的大小姐，最后居然被丈夫家暴而死。

肾阳虚的体质就已经决定了她悲剧的一生，不反抗，一切随缘，不积极，这种态度在这五浊恶世中是有些危险的。道家也讲究随缘，不强求，不主动，但不主动并不代表就要完全随波逐流，该反抗的时候还是要奋起。所以，为了有一天可以奋起抗争，要储备好自己的肾阳，要好好休息，不要太过劳累，注意养生，这样在我们需要大量用到肾阳的时候才有充足的物质基础。人的先天之气不像后天之气那样需要一直维持供应。肾阳虚衰的人一般是不会立即死的，只会早衰，而呼吸一旦停止，人几分钟就死，不吃饭大概只能撑七天。先天气、后天气，事关生存和生活质量，皆不可忽视。

好，讲完了元春和迎春，一个是痰湿体质，一个是肾阳虚体质。"原应叹息"这四位姊妹，下文我们要讲到另外两个妹妹，探春跟惜春，这也是两个非常有意思的生命，她们展现出来的是什么样的体质呢？有什么样的健康问题呢？会给我们带来什么样的启示呢？下文我们一起来探讨探讨。

其实，关于《红楼梦》这本书，虽然是一个虚构的故事，可是曹雪芹先生真正地把他在现实中的人生体验，还有他对生命的观察，对知识的了解，尤其是对中医的认知都放在这本书里，使这本书就像一面镜子一样反映着真实的人生。虽然这是一本小说，可是现实生活中也少不了像元春、迎春、探春、惜春等一个个鲜活的生命，我们通过了解她们，再反省自己，可以领悟怎样才能过上更好的人生。

　　我常常觉得，这些女孩子若在今天的社会，也许她们的命运不会这样吧？当时那些传统、封建、古老的社会限制，阻断了这些生命爆发的能力，残害了她们，如果她们在今天，绝对不会过得这么苦。在当时的社会环境，这些美丽聪慧的女子注定只是时代车轮下的尘埃，终会随风而去，可是她们的身心特点对现代人具有很大启迪，尤其是当代都市精英女性，与她们有很多类似之处，前车之辙、后车之鉴，这就是我写这本书的初衷。

调体质、养天年之四：肾阳虚体质的调养

一句话说明肾阳虚：身体虚寒而无能量。

肾阳虚体质者可能具备的表现

整体情况	畏寒肢冷、腰膝酸软；浮肿，腰以下为甚；阳痿滑精
饮食	无明显问题
大小便	小便颜色淡、量多，或是遗尿
经带孕	白带、清稀而冷，子宫冷而不孕
舌	舌质淡、舌苔白
脉	尺脉沉细或沉迟

肾阳虚日常调理的注意事项

注意保暖（宜热敷、艾灸）	肾阳虚是身体的能量低下，也就是热能会不足，如果这时没有好好保暖，会使热能更不足，久而久之会令肾阳受到伤害。平时可以多做热敷或艾灸，帮助增加身体的热能。
充分休息	"肾为先天之本"，意思就是说肾气是与生俱来的，它的量就是这么多，如果不节约的话，就会提早用完，所以不要过度操劳身体，要有充分的休息。
多做腿和脚部运动	要增加肌肉量，而全身过半的肌肉都在下半身，因此腿和脚部运动是最好的选择。
节欲	肾的功能包含生殖能力，如果没有节制房事，纵欲过度，便会耗损肾阳。尤其是冬天，天气冷，性生活更应该有所节制。

补肾阳的食物

五谷杂粮类	黑芝麻、黑豆、黑米、核桃
鱼、肉、奶、蛋类	羊肉、虾
蔬菜调料类	韭菜、黑木耳、山药、姜、肉桂
水果类	桑椹、荔枝、葡萄

补肾阳的药膳

【当归生姜羊肉汤】

当归生姜羊肉汤是《金匮要略》里的方子，总共就三味药：当归、生姜、羊肉。

当归：补血、活血、调经、止痛。

生姜：温中、散寒。

羊肉：益气，补虚，温中。

三味合用是冬季温补佳品，集温中、散寒、补虚之功。

【组成】

当归 30 克，生姜 60 克，羊肉 750 克，葱 30 克，黄酒 50 毫升，盐适量。

【制作方法】

将羊肉切块过水备用，葱切段，生姜切片备用，羊肉、葱、黄酒、当归同放锅中，加水适量，大火煮沸后改用小火煮 1 个小时左右，依个人喜好放入适量盐调味，即可食用。

补肾阳的穴位

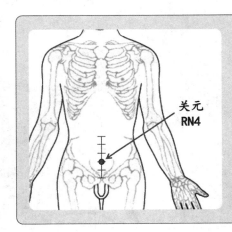

关元
RN4

◆ 关元

【位置】

在下腹部，前正中线上，当脐中下3寸（从肚脐到耻骨联合画一线，将此线五等分，从肚脐往下五分之三处），即是此穴。

【方法】

直刺0.5～1寸；可灸。

肾阳虚女性月经期生理状况及注意事项

1. 增殖期	肾阳虚女性在这个时期容易身冷畏寒，白带清稀而冷
2. 分泌期	手足冰冷而精力下降，小便清长，常会有较严重的痛经现象
3. 经期	月经量较少，血色清稀

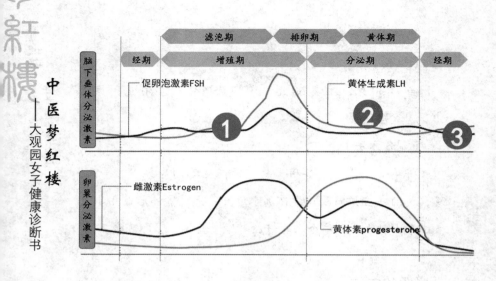

贾探春

升级版的女强人

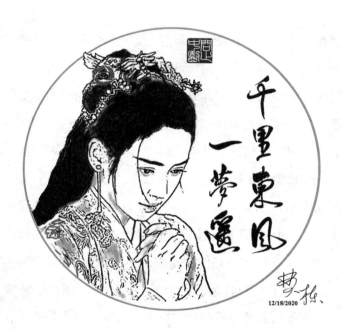

千里东风一梦遥

12/18/2020

我们通过探讨大观园里这些年轻女孩子的体质和她们的健康状况，是为了从里面学习一些养生之道。她们特点鲜明，当今之人即使对养生一窍不通，只管"对号入座"，也大有裨益，探春就是其中一位典型。

四春之中，她最聪明，最能干，最美丽

贾探春是书中一个非常精彩的人物。我们前面讲过贾家有四个女孩子，贾元春、贾迎春、贾惜春、贾探春，"元、迎、探、惜"这四个女孩子中，探春依年纪排行第三。探春和宝玉是同一个父亲，都是贾政的孩子，但是母亲不同，她不是王夫人生的，而是赵姨娘生的，也就是她爸爸的小老婆生的女儿，当然，她仍是家里一个重要的女孩子。

贾探春跟前面我们谈到的迎春就有点不太一样，迎春是一个木讷的人，做事情的时候胆子比较小，我提过她是阳虚型的体质，而贾探春就有一点偏阳实型的体质。她是贾府四春"元、迎、探、惜"里面最聪明、最能干的女孩子。在《红楼梦》第五十五、五十六回可以看到她主持家政时所展现出的长才，做事情果断冷静，口才又非常的好，而且她非常识大体，懂得在什么时候该出手，什么时候该收。对于这样的一个女孩子，我们在这章给她起的标题叫作"贾探春，升级版的女强人"。

之所以说是"升级版"，是因为我们前面讲过的宝钗是个女强人，后面还会讲到的王熙凤也是个女强人，《红楼梦》这书里

面有三种女强人，展现出不同的生命形态。这个大观园里面怎么会有那么多女强人呢？而且她们还形态各异？这是因为在当时的社会环境中，女子要想生存和发展就必须比人强，这就是导致这么多形态各异的女强人的原因。宝钗和探春都是女强人，但有很多人不喜欢宝钗，就是因为她的心机比较重一点，而探春的心机就没有宝钗厉害，她往往是很直接的，在很多事情的处理上毫不掩饰心中的想法。

比如在《红楼梦》第七十四回，那时候贾家开始败落，要被抄家，这时候有位王宝善家的女人，就是贾家一个下人的太太，她平常当然不敢欺负小姐，尤其是欺负探春，可是那时候她就故意来刁难探春，讲东讲西，结果探春怎么做？大小姐会"温良恭俭让"一番吗？错！这时探春上去就是"啪"的一声，一巴掌打在这位下人的脸上了，这一打下来，大家精神一振，太解气了！如果是宝钗遇到这种情形，她会用其他方法去化解，或言语，或手段，可是探春二话不说，上去就一巴掌先立威，"我是主，你是仆，你还敢跟我啰啰嗦嗦？不要倚老卖老！"你们看看这个探春厉不厉害？

口才便给，果断冷静，代理家政展其长才

为什么我说探春是升级版的，因为我觉得她又比宝钗更上一级，因为她的处事更加果断，有人会说："她是不是一个很莽撞的人？"不是。为什么这么说？在《红楼梦》第四十六回里面，在

探春身上发生了一件有趣的事，其实说起来也是蛮伤心的事情。贾母史太君身边有一个非常得力的丫头，叫作鸳鸯，贾政的哥哥贾赦想要她做自己的小老婆，于是便跑去讨，王夫人自然是摆不平这事，而且大家也都不适合插手，因为有些是仆人，有些是外戚，甚至连宝钗都不好讲话，而探春马上出来把这个事情摆平了。这也让贾母很高兴，因为在贾母的内心深处，就在等待一个身份适合又可以出头的人出来讲话，把她想说的话引出来，并且化解尴尬。这时探春的登场多么及时，多么让贾母这老太太爱在心里啊。

在《红楼梦》第五十七回有这样一段，介绍探春在理家时是如何"开源节流"的：

> 探春道："因此我心中不自在。钱费两起，东西又白丢一半，通算起来，反费了两折子，不如竟把买办的每月蠲了为是。此是一件事。第二件，年里往赖大家去，你也去的，你看他那小园子，比咱们这个如何？"平儿笑道："还没有咱们这一半大，树木花草也少多了。"探春道："我因和他家女儿说闲话儿。谁知那么个园子，除他们戴的花、吃的笋菜鱼虾之外，一年还有人包了去，年终足有二百两银子剩。从那日，我才知道，一个破荷叶，一根枯草根子，都是值钱的。"

我们在上面的引文中可以看到，代理家政的探春不但仔细观察贾家在金钱使用上的弊病，而且还一一挑了出来，对哪些需要节流的都一一抒出。首先是把居间买办的人去掉，因为这些人不做什么而一转手就赚了不少钱，这些钱本来是可以省下来自己来经办的；另外探春发现他们家下人家里那一个小小的园子里种满了果蔬草木，而这些果蔬草木还能够换钱，一年能有二百两银子的产出！可见，这位大小姐可不是那种锦衣玉食、不知外务的人，反而是非常仔细地去考察人家是怎样从各种资源中开源，自家应怎样在各个环节中节流，继而用"开源节流"来管理家政，确实头脑精明，眼界不凡！

有刺的玫瑰花

我们可以从很多方面看得出来，探春是很能够把握时机且有经营长才的聪明人，但是在很多人看来，她是一朵有刺的玫瑰花。比如在《红楼梦》第五十六回里面，有一个仆人叫兴儿，他就说这三姑娘就像玫瑰花！又红又香，无人不爱，只是这玫瑰花可是有刺的，会戳到手的。探春就是这样的女强人！其实，作为女强人很不容易，软弱则家难管，刚强则招人厌。你们看，别人说探春是玫瑰花，有刺，但却不会说宝钗，因为宝钗其实有点乡愿（即伪善），为人处世八面玲珑，而探春就稍微真切了一点，但是探春的粉丝会觉得这样个性真切但又聪明的女生才是最好的。

我们来看看探春这样一个女性到最后的下场是什么？她远嫁番邦，也就是嫁到外国去了。我们看很多画像上面的探春，穿着都很特别，都带了一点西域风味的配饰。她后来为什么要嫁到外国？我想她也是想要离开家，离开这一切是是非非，开创一番属于她自己的新的人生，虽然那里有太多的未知命运等待着她，但她还是想要试一下不同的生命境遇。她是在"元、迎、探、惜"四个女孩子里面，最有主见的一位，当然，后面我们讲的惜春也是，不过惜春对生命虽有主见，但却是消极而出世的，而探春则是比较积极而入世的。

整体平和的体质，但略肝郁有火

探春的体质基本上是一个平和的体质。书上并没有说到她的身体有些什么不好的毛病，但是我们从她比较要强的个性来说，她是略有点肝郁有火。很多人说肝那有火就会有点怒气，是不是对身体很不好？是的，一般来说是怒伤肝。可是，从正面来说，在我们生活里面如果有一点怒气，它反而会变成一个让我们积极主动的力量，而这种积极的力量会令人成就一些不一样的生命活动，所以你看她的火让她决定远嫁番邦，离开这个家。古代的女性离开家是很不容易，还要远嫁番邦更是一件大事，所以她的表现就很特别。此外，我们说她虽然是属于平和体质，但事实上是有点阳实，也就是阳稍微强一点。其实探春她的出生比其他姊妹来说比较不好，因为她的妈妈是小老婆赵姨娘，虽然她跟宝玉、元春都是贾政的女儿、儿子，可是她的妈妈不是王夫人，她是小老婆生的孩子。赵姨娘是一个没有读过什么书的女性，而且个性又不好，在《红楼梦》这个书里面常常出来闹，搞的探春非常的无奈。探春她一方面又是因为是姨太太生的，吃了点亏，你看连王宝善家的这个女人都来要找她麻烦。可是另一方面她一旦理家的时候，我们看得出来她的那种气派又不一样，所以如果拿来跟我们前面讲到的迎春对比一下，那是完全不同。迎春是阳虚，探春这个有点阳实，而且也有点肝郁有火。

略偏以为正：过与不及的体质偏失

我们常说一个人的体质过犹不及，就是说太过跟不及都不好。人完全没有火，好不好？这样的人几乎完全不生气，但遇事就会很不积极，而火太旺，太过容易生气，人就会失去理智。其实，微微的生气可以展现出来人对抗生命挑战、不断拼搏的积极性。

中医理论提到七情致病，我们说恐伤肾、忧伤肺、喜伤心、怒伤肝、思伤脾，可是大家想想看，这些情绪一点没有就好吗？那也未必。比如恐，太恐惧会伤肾，可是微微的恐惧，表现出来则为谨慎；过怒伤肝，但微微的怒气，表现出来则为积极；过思伤脾，可是遇事稍微思虑一下，则为自省；过忧伤肺，但微微的忧，会令人深刻，更加洞彻这个苦多乐少的人生；过喜伤心，可是微微的喜能让人身心舒畅。所以我们说"过犹不及"其实都是体质的偏失。我们希望自身体质正常，不能如死水般情绪毫无波澜，但须管理调控得宜。

有一本书叫作《菜根谭》，里面有一句话"水至清则无鱼"。也就是说当水太过清澈的时候，鱼会无处可躲，出于对自身的生命安全考虑，鱼儿也不会到过于清澈的水中畅游，人也就看不到鱼了。所以人生有时候有一点怒、一点忧、一点悲、一点思、一点喜，这都是好事。

有很多人评论探春是平和体质，可是我觉得她这平和体质中有一点点的阳实，而且这一点点阳实显得刚刚好，所以这是一个很有趣的女生。如果她生在现代大都会，那就是一个国际性的女强人，她会有很好的外语、外贸能力，因为她是一个比较积极的人，而且又这么的聪明美丽。有时候我看我们公司的女生觉得很有趣，我们公司这几个女生，她们的体质、健康状况、个性，就像《红楼梦》中的女子一样，都可以对号入座，看看这个比较偏阳实，这个比较偏阴实，这个比较偏阴虚，这个比较偏阳虚……都会在言行举止中表现出来。对于《红楼梦》中每一个女性的探讨，我们都可以对号入座，因为作者把女性整个体质的"频谱"都列出来了，这是曹雪芹先生的高明之处，这样的人物设定才使得小说精彩有趣、人物刻画清晰立体而生动。

我们说"元、迎、探、惜"的"探"，这位贾家的三小姐探春是女强人，是能够跟《红楼梦》第一女强人王熙凤匹敌的。前面说《红楼梦》中有三个女强人，前面讲了宝钗，然后谈到探春，后面还会讨论王熙凤，三位都是女强人，只是个性稍微不同。探春为什么可以跟王熙凤媲美，而宝钗却不能？因为探春是贾家的人，她会管理贾家的家政，她所表现的管理家政能力是有目共睹的，可是宝钗发挥的时机是嫁给贾宝玉之后，届时她才变成贾家的人，在这之前她只是外戚。不过，我们也可以看到，宝钗在她们家的生意经营上的优异表现，这是其难得之处。虽然说在管理方面，书中第一管理专才王熙凤与探春可以媲美，但王熙凤其实是很可怜的，她只是在她的小天地中计算经营，不像探春的天地是广阔的！事实上，探春无论在体质、个性、健康状况上，都强于王熙凤，说她是"加强版的女强人"，一点都不为过。

贾惜春

可怜绣户侯门女，独卧青灯古佛旁

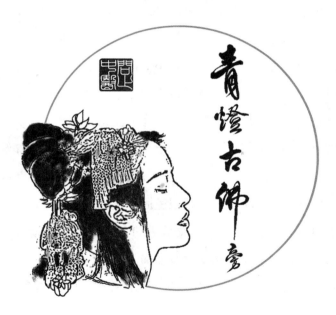

我们接下来谈谈在红楼十二金钗中的另一位女孩，"元、迎、探、惜"这四个女孩子里面最小的一个——贾惜春。

冷静的性格

我们说《红楼梦》中有荣宁二府，惜春她不是荣国府的人，而是宁国府的。惜春是四春里面最小的，所以一开始出来，作者形容她"身量未足，形容尚小"，后来也一直说她小，可见她的年龄跟其他人都差了一截，是个小女孩。惜春是比较特殊的，在整本书里面被强调的特点就是喜欢画画，因为年龄和其他大观园里的角色差距大了些，她跟大家的互动就比较不好。我们小时候也常常有这样子的情况，因为年纪小，所以大哥哥、大姊姊玩得高兴而激烈的时候，年纪小的孩子就跟不上，有一点点这个味道。我们在前面说了，在大观园里面，他们常常会吟诗作赋，来比赛文学素养和才情，这些文学活动在书中是非常精彩和有趣的，可是我们看到惜春通常没有参加，就因为她年纪小，所以被大哥哥、大姊姊们丢到一边，再加上其他人大部分是荣国府的，而惜春是从宁国府过来的，所以她跟大家还是有点距离感。

孤绝的待人处世之道

惜春的特点，也就是她本身的个性，属于比较孤僻、冷僻一点。她喜欢画画，这是孤独地面对画纸，跟画纸"对话"的一种活动。当然她也很有耐心，可以耐得住画画时的独处，自己面对笔墨去抒发内心。有很多人喜欢交朋友，跟朋友一起快快乐乐地玩，跟人家互动就觉得很高兴，可是也有人喜欢自己读书，或者自己画画，像这样的人就比较没有社交性，而惜春就是这样的一个人，无论是对人还是对事都是比较"冷"的，一方面是因为年纪小，另一方面是因为个性特别孤绝。

什么叫孤绝呢？就是说她面对很多事情，不像一般人一样重视人情世故。比如她有一个名叫入画的丫鬟，后来这丫鬟出事了，家里面的人在追究入画的时候，惜春作为她的主人却不理她，完全不帮她出头而任其被人随意发落。而在《红楼梦》中宝玉的丫鬟如果被人家找麻烦，他一定出来帮忙，一定站出来讲话。其实每个小姐大都是这样，只有惜春的态度非常随便，完全不理自己的丫鬟，从这里可以看到她的孤冷无情，这就叫"孤绝"。

惜春待人处世的态度真的比较孤绝，她后来也曾经跟凤姐掌管过家务，表现也还好。当家道中落的时候，需要一个比较冷静的人，没有感情牵制地处理一些事情，她就很适合，在现今社会上有时也可以看到这样的女性。前面提到，也曾帮忙掌理家务的探春却不孤绝，她只能说个性比较锋利，这是因为很多时候不得不如此，可是惜春和探春不一样，惜春不锋利，而是完全不理你，全然就是一个字——冷。

出家是必然结果

惜春最后的结局是出家了。在《红楼梦》这本书里面，惜春常常跟妙玉在一起，关于妙玉，我们之后也会提到，她的下场也不好，妙玉原本是一位从外面来的宾客，算是外人，本身是一个出家众，惜春从小就喜欢跟她在一起聊天，这些因缘触发了惜春的出世之心，加上她的个性的关系，最后也选择了出家。当然，对佛教来说，出家其实不是消极的，是为了求法，为了众生。你看佛教的出家人，比如唐三藏法师（玄奘大师），他一个人走了这么长的旅程，只为了把更多精要的佛教经典传来中国，完整汉传中文藏经的内容，同时他还可以说是历史上最伟大的旅行家，最伟大的翻译家，还是唐朝最重要的外交家！他就是一个伟大的出家人，代表着出家人最积极的一面。

但是我们一般听到的出家多半是比较消极的，像惜春就是。因此，我给这章起的标题是"可怜绣户侯门女，独卧青灯古佛旁"。在今天的社会这样的女性多不多？很多。毕竟我们要投入这红尘俗世，必然要承受很多苦痛和灾难，面对很多困境，所以很多人在面临现实社会的种种艰难之后，都有一种想要出离的感觉，就是因为这样，现在对很多女性来说，宗教特别有吸引力。

一般人认为，佛教会比较出世，比较厌世，之所以会有这种观点，是因为释迦牟尼佛之所以会出家，也是看到了人间的种种苦，可是他并未逃避，而是尽力去寻求人间苦难的根源，从而消除这种苦。可是惜春出家有点不同，既不是想要利益众生，更不是想要大慈大悲救苦救难，她就是想逃避！可是话又说回来，她的二姐贾迎春嫁给一个有钱的年轻人，坏东西，家暴的专业户，不断被虐待，直到最后被打死，饱受婚姻的种种痛苦，与其如此，还不如惜春"独卧青灯古佛旁"，这样至少心境上是平和的。这也是为什么现在很多女性不结婚了，为什么要结婚呢？受尽家庭与婚姻的拖累跟折磨其实是很不舒服的。所以像惜春这样子，也是一种人生观，也是一种人生的态度，对此我们应予尊重。

不活泼的气郁体质

接下来，我们来谈谈惜春的体质跟健康问题。惜春是一种气郁体质，也就是说她的气机并不顺畅。气是我们身体的能量和动力。为什么惜春会冷？为什么个性孤绝？就是因为她的气机不畅！如果气机畅，人就会变得活泼，所以说她是气郁体质，在中医来看，气郁也可以说是一种阳虚之前的表现，不过从书上看来，惜春还没到阳虚的地步。

偏瘦的体格，阴虚之象

惜春是一种偏瘦的体格，比如在第一百零九回里面，她跟妙玉在讲话的时候，妙玉说："四姑娘怎么那么瘦？"于是就劝她不要再画画了，因为她太清瘦了，而画画又太伤神耗气。惜春就说："对，我已经不画了。"她就是太瘦，你们看，第一百零九回已经是很后面了，从一开始出来说她是小女孩，到了一百零九回，应该是长大一点了吧？但这时候惜春却还是瘦瘦小小的。

什么是阳？什么是阴？阳就是无形的能量、功能。阴就是有形的物质，如肌肉、骨骼、血液。现在中医用狭义的定义讲到阴虚，都是在讲血不足或是体液不足。可是事实上，如果从更广义来说，只要是有形物质的不足，就是阴虚。惜春她偏瘦，一开始还可以说是因为年纪小，可长大了还是瘦瘦的，只能说体质如此，阴虚，无以充分提供生长所需之物质。我们常说小孩子容易阴虚，为什么？因为小孩子的阳气比较足，身体热，能量强，可以到处跑，跑了老半天了都不喊累，正因如此，体内支持阳气功能的阴性物质消耗较大，所以小孩子偏阴虚体质的比较多。

精神洁癖

惜春的体质分析起来主要就是阴虚和气郁，此外她在精神上还有一种洁癖，说起来，在《红楼梦》这本书里面她是精神洁癖的第二名，后来还因此而出家了，那么，谁是第一名呢？妙玉，她从一开始就出家了。我们之后会讲到妙玉，她是一位很有意思的出家人。妙玉和惜春都有精神洁癖，会不会就是因为这样，所以最后都选择出家呢？我们不知道，但有可能，因为俗世污浊，所以精神上的洁癖让她们想要脱离。但是我个人认为这种精神洁癖其实并不好，因为我们的国家还是需要大家去积极建设，所以就要入世，而出世间的想法和这个设定是违背的。佛教中大慈大悲救苦救难的观世音菩萨，不就是一种很积极的入世表现吗？年轻人一开始就太过出世确实不好。

　　气郁的体质、阴虚的身体，精神又略有洁癖，合起来就造成了惜春这样的人。这样的姑娘大家见过吗？其实还蛮多的。有些人在一个团体里面总是与大家格格不入，一般来说，气郁又阴虚的人就有可能会有这样的表现，所以我们要关怀这样的人，要让其气机能够流畅，不要老是在那里郁闷。这个就是惜春的体质跟健康问题，在现代社会的精英女性群体里面很具代表性，不是说男生就不会气郁、阴虚、精神洁癖，可一般还是女性偏多。

　　那么，对治这种体质偏失的方法是什么？气机要流动！要多多运动。我们说"动能生阳"，身体在动的过程中，阳气就会抒发，能量就会加强。所以我们常说现在的人无论如何都要多做运动，如果你觉得老是气郁，就更应该多动。你看惜春她画画可以连续画一个晚上都不休息，她可以"游于艺"而坐得住，可见她动得就很少。书里面说到的运动第一名是谁？是我们开朗活泼的湘云，她的气机流畅，个性也就开朗活泼！她跟惜春就是一个清楚的对比，把她们摆在一起看也很有意思，这就是我们利用书中人物的表现做比较的目的，这可以让我们更容易了解不同的体质，下一章我们就要探讨一下湘云了。

　　话又说回来，惜春是我们"元、迎、探、惜"四春中的最后一个女孩子，从元春、迎春、探春再到惜春，这四个女孩子都不幸福，这不禁令人感慨，如此富贵人家的女孩子居然没有一个幸福的。当然，除了体质和健康之外，有时候幸不幸福跟个性、境遇、环境都有关系。你看元春，她虽然是痰湿体质，但她个性算是比较平和稳重的，可是后来也是因为嫁入宫中过得很不幸福。迎春就不用讲了，她的个性柔弱，属于阳虚体质，最后嫁给一个会家暴的男人，被虐待至死。探春，以现在来说，嫁到外国倒也不能算不幸福，可是在古代，远嫁国外并不算是幸福的人生规划，说难听点，这算是远嫁番邦，远离文明。

这又让我想起古代一位美女，当她知道要嫁到番邦去的时候，拿了琵琶一边弹一边哭，这就是著名的王昭君。在以前远嫁可是很痛苦的，因为以前的交通不方便，此去万里，天涯海角难有归期，而现在嫁到国外可就不一样了，哪天不高兴，买个机票就回娘家了。又比如，唐朝的时候有个文成公主，嫁到吐蕃国，也就是今天的西藏，就再也没回过大唐，所以以前远嫁之女过得可不容易。

再说到小妹惜春，她后来出家，在古代看来结果不算好，但现在来看，我觉得也还好了，出家少心烦。事实上，我觉得在四春中，老大、老二的下场最差，而探春跟惜春还算好。当然，作者在书里面是营造一种悲剧结尾，虽说人生须奋斗，可是有时候人的命运并非自己所能掌控，比如我们接下来要讲的史湘云。

调体质、养天年之五：阴虚体质的调养

一句话说明阴虚：津液不足而容易干燥。

阴虚体质者可能具备的表现

整体情况	形体消瘦，口燥咽干，眩晕失眠，潮热盗汗、五心烦热、午后颧红
饮食	食欲会略差
大小便	尿少色黄、大便干结
妇科表现	潮热盗汗明显
舌	舌质红、舌苔少
脉	脉细数

阴虚日常调理的注意事项

减少过劳活动	如果长期过度地透支体力，太过疲劳，而且没有足够的休息，便会导致脏腑功能的损伤，加重阴虚的情况。
保持充分睡眠	睡眠时间是人体进行修整的时间，特别是晚上十一点到凌晨三点之间，此时气血走到胆经和肝经，若还在熬夜，就会造成肝、胆的严重负荷。
适当饮水	阴虚就是津液不足，身体比较干燥，所以水分的补充很重要，尤其天气热或运动后大量出汗时，要记得补充水分。

调整阴虚的食物

五谷杂粮类	糯米、绿豆、豆腐
鱼、肉、奶、蛋类	乌贼、鸭肉、猪皮、螃蟹
蔬菜类	大白菜、黑木耳、银耳
水果类	甘蔗、黄瓜、梨、西瓜

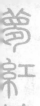

调整阴虚的药膳

【冰糖银耳莲子汤】

银耳入胃、肺、肾经，生津、滋阴，它和燕窝一样有润肺滋阴的效果，所以也被称作穷人的燕窝，是非常好的滋补佳品。

莲子入心、脾、肾经，益肾固精、补脾止泻、养心安神。

枸杞子入肝、肾经，补肝肾、益精血、明目、止渴。

【组成】

冰糖100克，银耳50克，莲子10颗，枸杞子10克。

【制作方法】

把银耳、莲子、枸杞子泡水3个小时左右，把莲子和银耳放入锅中，加水适量，用中火慢慢煮，煮大概1个小时后放入冰糖、枸杞子，适当搅拌，直至冰糖化掉后即可食用。

调整阴虚的穴位

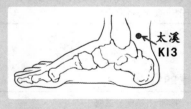

◆ 太溪

【位置】

足内侧部，内踝后方，内踝尖与跟腱之间凹陷处。《灵枢·本输》："内踝之后，跟骨之上，陷者中也。"
《医学入门》："内踝后五分"；
《循经考穴编》："踝骨尖平"。

【方法】

直刺0.5～1寸。艾炷灸3～5壮，艾条温灸10～15分钟。

阴虚女性月经期生理状况及注意事项

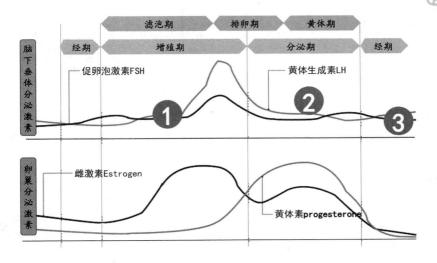

1. 增殖期	阴虚者较容易月经先期（两次月经之间少于 21 天），这个时间可能变短
2. 分泌期	阴虚者水液较不足，不宜过度流汗，更要适度多饮水
3. 经期	注意饮水，避免因失水而造成的不适，身体虽易发热，但不宜喝冰水及吃冰凉食物

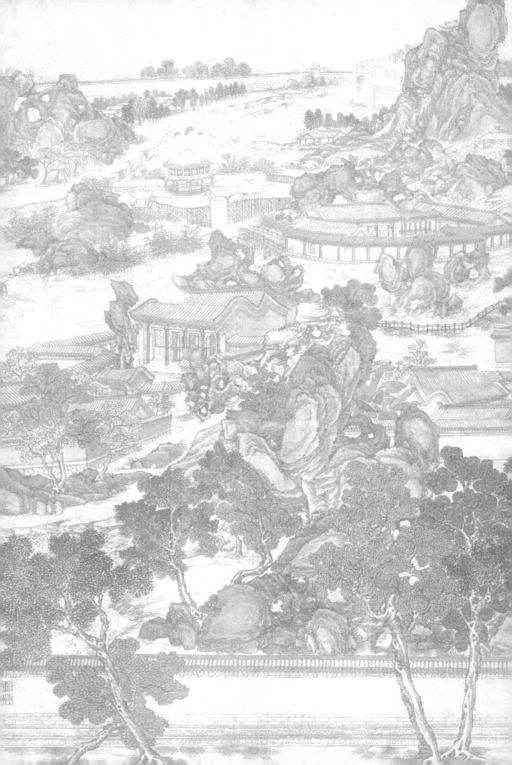

史湘云

寒塘渡鹤影

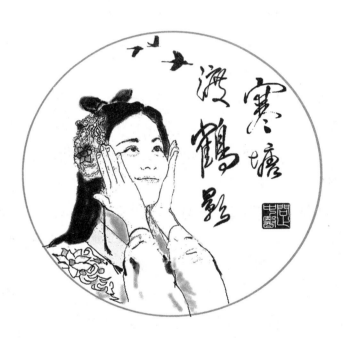

史湘云个性活泼又可爱，是《红楼梦》一书里面最开朗、最容易让人亲近的一位女孩子。这么开朗、这么活泼、这么乐观的个性，下场好不好呢？也是不太好。她好不容易嫁了一个很不错的男生，各方面门当户对，个性也很好，看起来还不错，可是这个男生居然早死，所以她嫁了之后不久就开始守寡。或许有人说："走了，就再换一个好了，有什么了不起的？"说起来似乎也没有错，对现代人来说，换一个伴侣就是了，旧的不去，新的不来，丧偶并不是完全无解的困境。然而在古代可就没有那么简单了，女人一旦离婚或再婚就会受人议论，所以即使失去了伴侣，也没有办法再找自己的幸福，这很可惜且又可怜。

所以当你看到在书中前面对湘云的种种描述，就会觉得这个人很有趣，她是一个这么快乐的，这么个性大咧咧，这么有男子气概的女孩子！但在古代，她最后还是走进悲剧的人生结局中，不免令人惋惜。如果大观园里这些女子活在今天的社会，也就不会有这么多的悲剧了。如果湘云活在现代，那么她肯定能把握自己的命运，可是她偏偏活在了古代，时也，命也！

孤苦的环境，爽朗的个性

我们先来说说湘云的身世吧。她是史侯家的小姐，史侯是史湘云祖父的父亲，育有两个孩子，一女一男，分别是史太君和史湘云的祖父。女孩史太君嫁入贾代善门下，成了书中常说的贾母，也是后来贾家地位最高的人。史家原籍金陵，也就是现在的南京，所以我们这位快乐的女生史湘云小姐是南京人。在《红楼梦》里共出现了三位有名的南京人，第一个当然是贾母了，还有一位是王熙凤，然后就是史湘云。

湘云虽来自史侯之家，但却是一个自幼孤苦的人，自爸妈死后，她就跟着叔叔住，但叔叔对她并不好。她那时候在叔叔家还要做女工，甚至做到手痛。后来贾母舍不得她受苦，才把她带过来的，因此她才来到贾家，进入大观园跟大家住在一起。她是在一个比较苦难的环境里熬出来的，可是并没有失去她那爽朗的个性，这很难得。

性格像宝钗，正直话也多

湘云的个性有点像宝钗，也是很圆滑的，但是跟宝钗比起来比较直切，话比较多，不像宝钗，虽然对人是很不错、很是圆融，可是有时候稍微会有一点点假，湘云则是直切真诚多了。最有趣的是有一次在《红楼梦》第四十九回里面，讲到宝钗的堂妹薛宝琴来到贾府，薛宝琴说她要到太太屋里去，史湘云这时就说："你到太太屋里可要注意了，若太太不在，你就别进去，那里面的人心都很坏，要害我们。"于是宝钗就说史湘云这个人心直口快。

确实，湘云没有太多心机，而且嘴又太直了，可以说她的个性很是平实诚恳，城府不深，没有什么心机，话又特别多，而且在书里面可以看得出来她不拘小节而且有男孩子的个性。书中提到她好几次都是穿着男装，因为小时候被当作男生这样养，所以造成她这样的个性。最有名的一回是在《红楼梦》的第六十二回，写到湘云在大观园里面游玩，她因为有点累，就在石凳上躺着休息了，后来很多人都找不到她，等发现她的时候，她早已在石头凳子上呼呼大睡了。

从她能在石头凳子上睡着这件事可以看出来两点，一个是她的身体真的蛮好的，石头凳冷冷的，她都可以躺在上面睡；第二，她真的是不拘小节。此外，书里面还有讲到她吃鹿肉，自己用刀割鹿肉去烤，烤了就直接吃，非常的豪迈。在贾家，其他女生如果大口吃烤鹿肉这样非常油腻燥热的东西，身体会受不了的，而且也不好意思，但她可以，因为身体好，个性又豪爽。

中医对肉食的看法

在《红楼梦》中体现出来的饮食观，是必须讲究节气并配合各自体质的。而肉食在中医的看法里，是属于比较不好消化的食物，在《伤寒论》里面讲到桂枝汤的使用说明中就有强调，感冒（伤寒中风）之后，禁止食用肉食，所以在《红楼梦》里面，当我们看到湘云大啖鹿肉时就会觉得这并非很养生的举动。

当然，中医并不是否定肉食，在《素问·藏气法时论》中就有提到人的营养来源："五谷为养，五果为助，五畜为益，五菜为充。"

　　这是中医在古代对于食物摄取分布的看法，即我们身体的营养主要是以五谷为重点，而加上蔬菜及水果作为辅助，至于肉类被认为是在基础营养之外有益的补充。简单来说，肉类只能算是营养补充剂，对身体虽有益但并非不可或缺，反观其他三类食物就显得比较必需，所以我们人体的设计基本上是比较适合吃素的，从人类相对较长的消化道及牙齿的形态来看，素食似乎是比较自然而合乎人体形态的一种饮食方式。

　　有时吃肉太过反而会导致疾病，在《素问·热论篇》说："病热少愈，食肉则复，多食则遗，此其禁也。"这就是说人类在感冒发烧之后是不该吃肉食的，这就是《伤寒论》中记载在感冒之后不宜立刻吃肉的原因。

　　而长期大量吃肉会造成身体肥胖，进而产生很多问题，在《素问·通评虚实论》中说："肥贵人，则高粱之疾也！"肥贵人的"高粱之疾"指的就是吃肉太多的弊病。中医讲究中道、中庸的平衡，对于肉食的食用认为"血肉有情之物"会有助于气血的强化，但并不是全然鼓励。在均衡的膳食结构里面，肉食无论如何是不能过多的！

从中医的角度来看，一个人身体好，个性也会好，因为身体好，身心就容易平衡，阴阳就会平衡，人的健康状况和体力就会好。阴阳任何一方太过偏颇都会导致一定程度的身心问题，所以说，生理会影响心理。

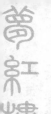

诗思敏锐，才情超逸

史湘云除了个性好之外，文采也是非常好的，当然没有林黛玉那么好，大概屈居第二吧，她才思敏锐，作诗功力非常的强，在书中的两场诗会中都一举夺魁，分别是"海棠诗会"以及"芦雪亭联诗"。在作者的笔下，这位个性活泼、心直口快的女生展现了其在文学上极深的造诣。

我们在本章的副标题用"寒潭渡鹤影"，这是她跟黛玉互对的对子，她出的上联是"寒潭渡鹤影"，这个意境是有多美啊。"雁渡寒潭，雁过而潭不留影"这是禅宗的公案，她出了这个上联"寒潭渡鹤影"，意境优美且寓意深远。这句话其实也是在说她的人生，就如在寒潭上留下的一个影子。她幼年孤苦，出嫁后曾经有过短暂的幸福，她本来以为要苦尽甘来了，可惜没有，因为嫁给的这个男人居然短命死掉了。这就好像她的孤影投影在寒潭上，好像曾经占据，但是都是空幻，其实作者就是在借这句话讲她的幸福都是空幻的。

作者曹公也是蛮坏的，利用"寒潭渡鹤影"这句话，通过史湘云的嘴讲了出来，其实这已经预示了她的人生，"雁渡寒潭，雁过而潭不留影"。我是天空的一片云——史湘云，偶尔投影在你的波心，你不必讶异，更无须欢喜……在那交会时互放的光……啊，说着说着说到徐志摩的诗了，其实徐志摩的诗里面就有史湘云"寒潭渡鹤影"的味道。

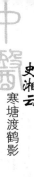

平和体质的健康美人

我们来看看湘云的体质吧。根据湘云在书中的种种表现，我们说她是平和体质，在整个《红楼梦》的女生里面，她是最接近平和体质的人，若要挑剔一些来看的话是略偏阳实，仅有一点点的阳实。你看她的身体够热，够有力！她可以躺在石凳上面睡着，割了鹿肉直接烤了就吃，如此油腻的东西也不怕，可见她的身体阳气比较足。但是，我们又不得不提一下她有点过敏体质，为什么呢？我们前面有讲过了，她有一次脸上过敏了，然后找黛玉要蔷薇硝（古代治过敏的粉剂），所以她在平和体质基础上还是略有一点过敏体质，但是除此之外，身体是很好的。以中医的角度来看，她是所有女孩子里面体质最好的，是一位健康的美人，当然她的个性也是很可爱的，这就是湘云。但我想她的心里其实是苦的吧，父母双亡，寄住在人家家里面，可是她并不愁容满面，她会展示她的才情，会去主动关怀别人，与人相处融洽和谐，总之，她的个性开朗活泼，体质平和，身心健康，为大观园中难得之美人。

不完美的人生

我觉得曹雪芹先生把这么好的一个女孩子弄成悲剧下场，真的令人非常生气，但是现实人生也是这样的，人没有十全十美，一切顺遂的。好不容易在《红楼梦》的女儿里面，看到一个相对完美的女生，可惜命也不好，讲到这里不免令人叹息。但人生就是这样，没有那么多圆满无憾，多少有一点缺陷的人生，往往才是真实的人生，略有坎坷的命运，才是正常的命运。自古天下事不如意者，十之八九，所以也不要抱怨，这就是做人的代价。事实上，《红楼梦》这本书就是在探讨人生的苦，探讨人生的悲剧，讲到人生的一切如同梦幻空华。正如《金刚经》所说"一切有为法，如梦幻泡影，如露亦如电，应作如是观"，《红楼梦》体现的就是这种境界，其实一切终归成空。

亲爱的读者们，有点不好意思，讲到这里，就显得有一点悲观和灰暗，但这正是《红楼梦》的深刻之处，我们应该通过揣摩书中的情节来审视自己，洞彻己心，明了己身，进而健全身心，兼济他人，这是人生的重要课程。

人生苦短，因为生老病死，人人难免，但若能了悟苦源，则不惧于苦，明知时日无多，才会倍加珍惜。其实，无论苦乐，何忧长短，如何在人生短短的数十个寒暑中活出真意，白首无悔，才是最为重要的。

妙 玉

清浊之间的人生

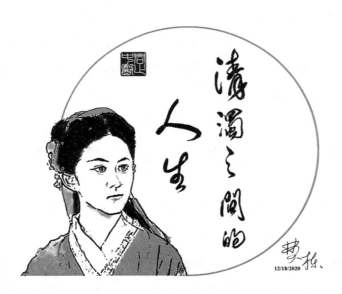

我们看这些在大观园里面的女孩子，她们的体质、健康状况、生活状况、心理状况都在给我们启示，提醒我们要怎样做日常保健。接下来我们要讲到三位人物，分别是妙玉、李纨和贾巧姐。她们可能没有前面的主角或者主要配角那么显眼，但是在书中都是非常重要的存在，向我们展示了不同的生命形态。整个《红楼梦》的人物设计相当复杂，曹雪芹大师是我们中国文学史上第一人，他可以把不同的体质、个性、健康状况，揉入不同女孩子的音容笑貌，笔触非常细致精巧。从书中可以看出，她们的生理状况很多是由心理状况影响的，所以我们从中医的角度来审视显得特别有意义。

气质美如兰，才华阜比仙

我们这次要讲的共三位，第一位要先给大家介绍的，是在《红楼梦》这书中非常特殊的一位存在，这人就是妙玉。她不是贾家的人，也不是贾家的亲戚，严格说来她是一个纯粹的外人，而且是一个出家人，即所谓"出世间"的人。像她这样的修行人，在古代我们又称为"方外人"。从书中对她的描述来看，她应该是一个道姑。她为什么会进到大观园呢？主要是因为元妃，也就是我们在前面说的贾元春。元妃从北京回来省亲，来到大观园，发现里面有一个修行的场所，要有一个真正的出家人来主持，正好妙玉跟着她的师傅来到北京，于是他们便把她请了进来，成了贾家的贵客。

妙玉是一个非常特殊的人，书上说她是"气质美如兰，才华阜比仙"，也就是说妙玉是一位气质好、长得漂亮、才华高妙的一个出家人。这样子一个出家人，在这个大观园里面，她是作为一个什么样的象征呢？从书中看来，一开始的设定应该是一个完全没有世俗牵绊、没有世俗情欲的角色。可是曹公如果真的只是这样写，那么这本书的张力就不够了。一本小说要好看，它必须在情节发展上有很大的冲突，或者要有很大的反差。剧中的人物设定要跟故事内容发生一个"撞击"，这样我们一看这小说就会觉得非常精彩。如果每个人一出场你就能预料到结局，从头到尾都没有什么起伏和悬念，那这书就没有什么可读性，一点都不精彩。由于笔者也写了一些小说，目前出版了两本，所以在小说技法上算是有一点点心得，故而在此不揣鄙陋，略谈片语。

惊人的清高、无上的精神洁癖

妙玉这个出家人，展现出了一种精神上的洁癖，而且是无上的洁癖，比我们之前讲到的惜春还要高，但是后来妙玉不幸的下场却是完全违反她的人格特质的。我们要知道她的洁癖有多高啊，比如在最精彩的四十一回，讲到刘姥姥进大观园，妙玉要请宝玉、宝钗和黛玉喝茶，然后宝玉求情，让妙玉把那套刘姥姥喝过的茶具送给刘姥姥。谁知妙玉却说："那一套茶具幸好我没喝，如果我喝过，她再喝，我一定把它打碎。"你看，这就显得非常的洁癖。在书中讲到她喝茶的考究，反映出她生活品位极高，书

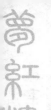

中是这样描述的：

> 黛玉因问："这也是旧年的雨水？"妙玉冷笑道："你这么个人，竟是大俗人，连水也尝不出来。这是五年前我在玄墓蟠香寺住着，收的梅花上的雪，共得了那一鬼脸青的花瓮一瓮，总舍不得吃，埋在地下，今年夏天才开了。我只吃过一回，这是第二回了。你怎么尝不出来？隔年蠲的雨水那有这样轻淳，如何吃得。"

您看看，她泡茶的水可不是一般的泉水，而是在下雪的时候，从梅花上面扫下来的雪，埋在地里面五年，再拿出来泡。你看她这种讲究是近乎病态的，连我们清高洁净的第一女主角黛玉都被她视为俗人。不仅如此，这位看似高雅脱俗的妙玉，对于刘姥姥这样从山野乡村来的一个老妇是这样地鄙视，因为她觉得自己是一个非常高洁的人。所以说，这样一个非常清高且在精神上有洁癖的人，她在大观园里面跟其她女孩子不一样，她不随随便便跟人家往来的，为什么？第一，她是出家人；第二，她是比较孤高的，其举止、谈吐，都像那种丝毫不着尘埃的人。

可是如果只是这样就不精彩了。我们说曹公也很有意思，在第六十三回的时候，做了一个有趣的安排。妙玉看起来是不食人间烟火的，可是在宝玉生日的时候，她还特别写了个帖去祝他生日快乐，这就奇怪了，宝玉的生日她怎么会记得呢？而且还要特别写个帖去。事实上，在书中我们可以看得出来，她对宝玉有一

份不一样的感觉，你看她对人讲话的时候很孤冷，可是她可以骂
宝玉，她在第六十三回是这样说的："你这个是不懂喝茶的，你喝
茶叫作牛饮。"她对宝玉可说是淡淡的，有那么一点点爱慕的心
思，可以说是她年轻的心中一些微小的涟漪。她其实还是太年轻
了，这么一个十几岁的女孩子虽说出家了，也开始讲起了经论，
像是一个有修行的人，可是其阅历、心境还是太浅，还是有那么
一丝俗情在身。如果只是这样淡淡的描述，曹公也不算是了不起
的作家，更有冲击性的是在后面，《红楼梦》此书的惊人之处就
在于打破了常情俗想，把那红尘浊世的种种难堪面貌翻了出来，
在那锦绣光彩的人物中恣意破坏颠覆，带给读者一次又一次的
惊奇！

依旧是风尘肮脏违心愿，无瑕白玉遭泥陷

有人说《红楼梦》的后四十回不是曹雪芹写的，是后来由高
鹗补上去的，就算是补的，也还算好了，因为里面还是维持着整
本书应该有的那种悲剧气氛和结构，还没有把它变成一个花开富
贵、大团圆那种结局。世人多喜欢圆满的结尾，但这种只是世俗
娱乐文学，不过博人一笑，而真正的文学经典多是悲剧，只因悲
伤可使人深刻，令人洞彻世事人心，故而历久弥新。所以我觉得
《红楼梦》结尾那四十回也不错，尤其是第一百一十七回，里面
说到，妙玉被一群盗匪在渡口边劫走了，只因长得漂亮，故而遭
此横祸。一群山贼跟一个美貌的年轻女生，后面的不堪和悲惨，

那真令人不敢想象。这里就形成了一个超级大的反差，这样惊人的清高、具有无上精神洁癖的人，最后竟然流落到红尘中最肮脏不堪的盗匪手上。

在《红楼梦》的判词里面说："到头来，依旧是风尘肮脏违心愿。好一似，无瑕白玉遭泥陷。"有时候我们的人生是很难计划好的，人生或许有很多想法、很多计划、很多看法、很多坚持。但真能皆如人所愿吗？妙玉就非常坚持自身的高洁，可最终还是抵不过整个有情世间"成住坏空"的打击。如此清高的人居然被土匪抓走了，下场可想而知。其实，早在第四十四回里面的叙述就有预示，她后来因为尘缘未断，内虚外乘，终遭此劫难，下场悲惨。

气郁体质和精神洁癖

这样一个悲惨的女性，她给我们的启示是什么？我们一起来看一看她的体质表现，从全书内容来看，妙玉的整个表现呈现出一种气郁体质。我们在前面讲到，惜春就有一点点气郁，后来也出家了，而且精神上也是有洁癖，这点跟妙玉很像，所以她们最终都不谋而合地走上了出家这条路，只是妙玉的气郁和精神洁癖比惜春还厉害。惜春虽然年纪很小，可毕竟还是一个小姐，贾府还是她的家，天塌下来有大人顶着，她有足够的条件保持天真烂漫，只是个性比较孤僻一点罢了。妙玉则不同，她一直跟着她的师傅四处应付法务，而且又进入了贾府，于为人处世之道不可能丝毫不费心，但她同时又很清高，不愿亲近世俗人等，所以气郁的情况就比不谙世事的惜春更严重。

说到气郁，主要是指肝气不疏。事实上，现代很多人都有气郁，尤其是女生，特别容易气郁，因为女生更容易血虚，而气郁通常跟血瘀、血虚有关系。本书前面提到"气为血之帅，血为气之母"，也就是说如果血足，气的运行就会顺畅，进而造血更多，血就会更足，这是一个气血互生的良性循环。可是气郁的人则相反，是一个恶性循环。从书中所述来看，妙玉血虚不明显，但气郁多少有一点。

现在，气郁的人特别多，甚至笔者在行医的过程中看到由气郁而造成神志问题的人也不少。现代医学所定义的各种精神疾病相当的多，对治精神疾病的药物很多也有不小的副作用。但是，很多精神类疾病其实源自生理问题，生理问题一旦解决，精神类疾病就会很快缓解。在前面也说明过，人如果血足就不会肝郁，就不会出现肝气犯脾胃，脾胃消化吸收功能就比较好，造血机能旺盛，血液就充足，这是一个良性循环。可是如果脾胃不好，就会造成血虚，继而肝郁，导致脾胃更虚，又会继续造成血虚，这个是恶性循环，我把这个循环称为"血虚的肝胃偏失循环"。

虽说女人更容易血虚气郁，尤其是在现代社会，很多女性都会有这样的问题。但是，不瞒各位，男生也有，在临床上我看到男生气滞、气郁的也不见得比女生少，因血虚而肝气不舒、胃弱的特别多。像妙玉这样的人，她的体质跟健康状况，一般不会很好，因为气机不活泼，人就会产生各种病变。

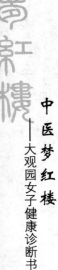

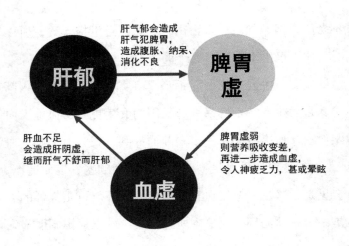

调体质、养天年之六：气滞体质的调养

一句话说明气滞：因气之循环不良而焦躁。

气滞体质者可能具备的表现

整体情况	胸胁满闷、胸背疼痛；咳嗽、气促、痰多；胁腹胀闷疼痛，肌肉关节胀痛；痹痛
饮食及消化	腹部满闷胀痛；嗳气、吐酸
大小便	便秘
经带	月经不调、痛经
舌	舌色正常或稍暗、苔白或黄
脉	脉沉、弦、涩，或结代

气滞日常调理的注意事项

要尽量放松	身心是会互相影响的，如果心情长期处于紧绷状态，身体也会呈现紧绷，导致经络不通畅，产生气滞，所以平时要尽量放松心情，放松身体。
多运动	身体多动，就能帮助气的流动和循环，然而当长期运动姿势不良造成肌肉过度紧绷，便会阻碍经络的通畅。经络一旦不畅通，气就难以正常运行。过度强烈运动也会造成肌肉紧绷，适度就好。
适度摄取盐分（NaCl）	盐中所含之钠离子可帮助身体排出二氧化碳，促进氧气的吸收，改善气滞症状。

调整气滞的食物

五谷杂粮类	薏苡仁、山药、扁豆
鱼、肉、奶、蛋类	气滞者不宜食肉
蔬菜类	白萝卜、莲藕、芹菜、洋葱、大蒜、姜
水果类	山楂、橘子、柚子、柠檬、金橘

调整气滞的药膳

【黄芪香菇鸡汤】

黄芪可补气升阳，益卫固表，利水消肿，非常适合素日有气滞不适的人。加上生姜可以温中祛湿，让胃气下降。此外再加上可以理气健脾的陈皮，则对气滞者有很好的调补作用。

【组成】

带骨鸡腿1只（素食者可改用豆皮素鸡）切块，黄芪10片，香菇10朵，姜片3片，陈皮2片，米酒2匙，盐2匙。

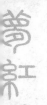

【制作方法】

香菇泡水 2 小时备用。锅热后放入带骨鸡腿（素食者可改用豆皮素鸡）煎至呈金黄色后加入姜片，也煎至金黄色，加水没过鸡腿，加黄芪、香菇和陈皮，大火煮沸，转小火，加入米酒、盐，炖约 30 分钟即可食用。

调整气滞的穴位

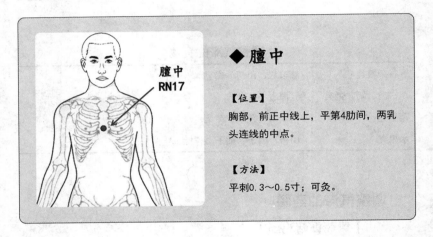

膻中
RN17

◆ 膻中

【位置】

胸部，前正中线上，平第4肋间，两乳头连线的中点。

【方法】

平刺0.3～0.5寸；可灸。

气滞女性月经期生理状况和注意事项

1. 增殖期	容易胸腹胀满不舒，情绪亦容易不安烦闷
2. 分泌期	痛经现象严重，这是气滞体质的特点
3. 经期	经量通常偏少，月经的颜色较暗且有血块

142

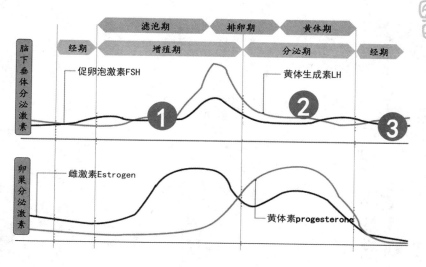

李纨

小天地中的悲欢

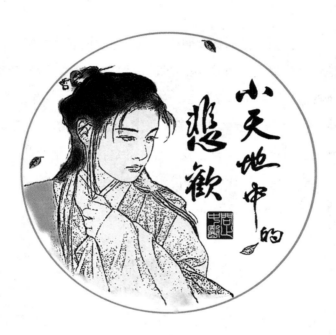

讲完了妙玉，我们再来提一个跟其他人比起来比较不一样的角色。曹公在书中的人物安排是非常的精彩，里面的女孩子有待字闺中的小姐，有年幼的女孩（比如巧姐），有出家人，有结婚的妇女（比如王熙凤和秦可卿），还有一位是寡妇，那就是李纨。

青春丧偶的守节人生

李纨，我们给她的标题叫作"小天地中的悲欢"。为什么说小天地？这位寡妇李纨是宝玉的哥哥贾珠的太太，贾珠死得早，在李纨帮他生了一个孩子以后，就去世了。李纨这一生的意义和任务在古代社会已经注定，那就是把这个遗腹子带大，让孩子成功。她没有自己的人生自主权，唯一的目标就是她的儿子贾兰，把贾兰抚养长大，看着他平安健康，仅此而已，所以我们说她是在一个小天地里过着日子。

复杂豪门中的局外人

李纨是个寡妇，又在贾府这种大户人家里面，当然是不愁吃穿，不用出去抛头露面赚钱的，但是她也没有什么社交，只能天天看着这个孩子，任岁月流淌，这个就是青春丧偶的守节人生。还好她的个性很特别，在书中所有女生里面算是一个比较平和的人，是不与人争的。而且她在这个复杂的豪门里面，像个局外人，就好像在一个非常纷乱的场所里面，一个人静静地在那里看书，外界纷扰与我何干？这让我想起在《菜根谭》中的一句话：

> 势力纷华，不近者为洁，近之而不染者尤洁；智械机
> 巧，不知者为高，知之而不用者尤高。

李纨是一个聪明人。在母凭子贵的古代，她既是整个家族中的第三代媳妇，又是育有一位儿子的母亲，理应居高行事，但她却像这个家中与权势无关的一个局外人。为什么？因为除了养大儿子，她的人生早已注定了是个悲剧，只有许多无奈，没有更多发展，所以聪明的她选择做一个豪门局外人。

大菩萨，第一善德之人

兴儿是在《红楼梦》中出现了好几次的下人，这个小角色的作用是供作者利用她的话来评断一下贾府里面的人物。在这个兴儿的口中李纨是怎样的一个人呢？兴儿说她是一个"大菩萨，第一善德的人"。因为李纨本身是贾政长子的媳妇，是宝玉的嫂嫂，所以在家中的地位自然不低，而且她还曾经帮忙统理过家政。她当家的时候大家可高兴了，因为李纨对人很好，非常有同情心，对人客气斯文，体恤下人，所以赢得了大家的美誉。我要说这兴儿就是《红楼梦》里第一评论家，她经常出来说哪个姑娘怎么样，哪个组织怎么样，她对李纨的评价非常高。当然李纨跟宝钗不一样，宝钗是有点心机的，毕竟宝钗家里是做生意的，生

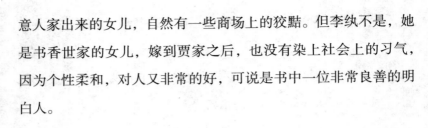

意人家出来的女儿，自然有一些商场上的狡黠。但李纨不是，她是书香世家的女儿，嫁到贾家之后，也没有染上社会上的习气，因为个性柔和，对人又非常的好，可说是书中一位非常良善的明白人。

文学中得到的一丝喜乐

我们说李纨的小天地就是她的儿子，她每天在这种生活模式里面，照理来说应该是很苦闷的，可是在书中讲到，她除了儿子以外还有一个小小的寄托，那就是在文学上得到的一丝喜乐。在第三十七回讲到她要起诗社，也就是大家来结社吟诗作对，每当此时，都是她特别高兴、特别快乐的时候。她有一次行酒令的时候，抽到霜晓寒枝的老梅，事实上，书中这样写也是在形容她像梅花，美而不艳，洁身自好。

古希腊的哲学里面反复讲到"人生应该乐观还是悲观地看待"这个问题。古希腊的很多哲学家认为乐观是肤浅的，悲观是消极的，这两个都不是正确的人生观，正确的人生态度应该是"悲剧的人生"。悲剧跟悲观有什么不一样？虽都有个"悲"字，但绝不一样。"悲剧人生"的前提是你必须先了解这人世间是苦的，这就是"悲"，人世间就如一场戏剧，而你我就生活在这场"人间戏剧"里面。

在戏里，也许你是一个国王，万人之上、一言九鼎；也许你是一个战士，勇冠三军、雄姿英发！但只要下了戏，都得变成普

148

通人，吃便当，喝饮料，想着这个月的水电费还没有交呢！古希腊的哲学家认为，在这种苦痛的人生里面，就得像是在看一出戏那样，人人都在演戏，戏结束了，就从里面跳出来。它既不是"乐观"的肤浅，也不是"悲观"的消极，而是"人生如戏，戏如人生"的豁达。古希腊的哲学家为什么不说喜剧人生呢？因为他们认为人生本质是悲观的，充斥着太多痛苦和无奈，所以我们在非常痛苦、非常无奈的时候，就要学会转念，要想到这一切都是戏，在戏中就好好演，伤心就哭，难过就叹，可是当戏结束之后，一切归空，留下的只有回忆。

寂寞的身后空名

在书中讲到李纨的儿子贾兰，本来从前面篇章中可以判断曹雪芹是希望贾兰的下场比较惨一点，可是后来的四十回却没有这样写，他后来跟他的叔叔宝玉一样都考上功名，所以李纨算是成功的母亲。像这种守寡的妇人，她唯一的希望就是儿子考上功名，从此母凭子贵，贾家复兴有望。后面我们会提到的巧姐也是这类人，无论自己活得再怎么不好，都希望下一代比自己强，并且愿意为之付出巨大的牺牲。真是可怜天下父母心！

李纨的儿子当然给了她很大荣耀，也在她守寡的生活中带给她一丝喜悦，可惜她没有享受多久这种光荣和喜悦，就因病过世了，半生坚贞，只留下寂寞的身后空名。我想在她的人生里，除了儿子以外，唯一的快乐跟满足可能就是在文学活动中了。

最中正平和的体质

我们来看看李纨是一个什么样的体质呢？很简单，中正平和、不偏不倚，殊为难得。目前我们已经讲过三个平和体质了，一个是李纨，一个是史湘云，还有一个是探春。可是在这三人里面，李纨是最中正平和的。为什么？因为探春有点阳实，也就是阳气比较旺，甚至可以说肝火略有点旺，当王宝善家的女人在那边啰啰嗦嗦，她可以上去给她一巴掌（我们在书中看到这里都觉得解气）。至于史湘云，她也是平和体质，但稍微阳实一点，因为她喜欢四处跑跳，可以躺在石凳上睡觉，可以豪放地自割自烤并大口吃鹿肉，还可以穿着男生的衣服像个男孩子一样跑来跑去，这都是阳气比较旺的表现。而李纨是这三位平和体质里面最平和的一位，也是书里性格最平和的。

事实上，平和体质是很难得的，因为平和体质者不容易有病痛。我们知道如果体质有所偏颇的时候，都会造成各种问题，前文中各位女子即明证，可是李纨的体质是很平和的，可能因为她的心一直都波澜不惊吧。有些人喜欢波澜壮阔的人生，充满了惊喜和挑战，可是这样的人生其实也是很辛苦的，所以我觉得李纨这种平和体质的人其实是挺值得羡慕的，身心平和，与人为善，一生平安。

温暖的菩萨心

在书中，李纨的心境就是与别人不一样，她特别能够体谅人，这也反映了其平和体质，因为当一个人心情烦躁、病痛缠身的时候，是很难去关怀别人的。比如在书中第四十四回，平儿被王熙凤打了，第一个来安慰她的是李纨。再如书中第九十八回，黛玉病危了，第一个来看她安慰她的也是李纨。你们看李纨是不是一个最有同情心的人？

李纨的反面就是王熙凤，也称凤姐，也是贾家的媳妇之一，跟李纨是同辈的，都是家里的奶奶，也就是贾宝玉这一辈兄弟的太太。王熙凤是一个主家政的人，是很泼辣的，无人敢敌，然而她这样的人遇到了李纨也没有办法。李纨敢当面针砭王熙凤，让其让步。当然，她也不是一味强硬，也很讲究方式方法，她曾当众讨好凤姐好几次，都连呼"好嫂子，好嫂子"，让对方无从发火，且洁身自好，对方也无从还击。事实上，李纨是聪明的人，因为她知道"其身正，不令而行"，"水至柔，而攻坚者莫过于水"。

所以说，有时候最强的人，往往是看起来一点杀伤力都没有的人。就像金庸小说《天龙八部》中所写，少林寺里面最厉害的不是方丈，也不是达摩堂高僧，而是从外表完全看不出来会功夫的扫地老和尚。我们的传统文化里面有一句话，"暖暖内含光"，就是说人要做到光华不显、韬光养晦，这才是最高境界。让大家一看就知道很强的，往往属于第二等人，就像王熙凤；而第一等强者从外表是看不出来的，就像李纨，强而不争，与人为善，菩萨心肠，所以她受到大家的喜爱，在《红楼梦》中是一个非常有趣的角色。

贾巧姐

归于田园的幸福

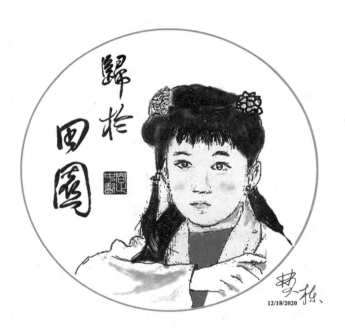

这章我们来谈谈贾巧姐，她是王熙凤的女儿，也是贾宝玉的侄女，在太虚幻境中被列为《红楼梦》十二金钗之一，是这个故事里面第一等的人物。可是事实上，巧姐戏份不多，因为她刚开始出场的时候，只是一个很小的小朋友，所以曹公着墨不多，真正开始让大家注意到她是第二十一回，在这一回里提到了她出水痘，具体详情我们后面再谈。巧姐出生在贾家，富贵荣华享之不尽，但她的命运很奇特，最后归于田园。其实这何尝不是一种幸福？远离豪门是非之地，在田园乡土间脚踏实地地活着，其实是更好的人生。至于她为什么会返回田园，跟《红楼梦》里面一位非常重要的人物有关，虽然是个配角，戏份却非常重，那就是身份卑微却重情重义的刘姥姥。

母亲一念善，救了身后女

我们常以"刘姥姥进大观园"来形容没见过世面的人，这刘姥姥本身是王熙凤她们家的一个远亲，平日也没什么来往，后来她因生活所迫，来到贾家希望凭着沾亲带故，攀点关系，要点小钱，还要拜托下人层层转达，最后才见到王熙凤。王熙凤何等人也，日理万机，一开始当然没有兴趣去理刘姥姥，可也就是因为她后来那一念之善，帮了刘姥姥，也帮了自己。或许她有一点点利用刘姥姥，她只是希望让贾母高兴，帮老人家找一个年纪相仿的老人来一起聊聊，但她最终还是给了一点钱接济刘姥姥，解了刘姥姥一家燃眉之急，这才有后面刘姥姥报恩救巧姐之事。

刘姥姥原本在乡下快活不下去了，只因女儿嫁了一个混得不怎么样的女婿，生了个孙子之后一家人的生活过得很惨，于是只能硬着头皮去贾家看能不能要一点钱来。王熙凤在书中可说是泼辣刁钻、八面玲珑、做事不择手段，贾府人皆畏之，和菩萨心肠完全不靠边，没想到在刘姥姥这里居然可以难得地发一次善心，结果救了她这唯一的骨肉贾巧姐。

在《红楼梦》里讲到，王熙凤走了，女儿巧姐那狠心的舅舅要把她卖掉，就在这千钧一发的时候有贵人来了，就是那个曾经得到王熙凤一点接济的刘姥姥，她进来安排车子把巧姐带到乡间安顿下来。这就是中国人常说的"知恩图报"，刘姥姥一直惦念着王熙凤对她的好处，并因此尽力善待其女儿，免其沦落风尘。由此可见，与人为善，就是于己留后路。

贾府千金沦为乡村织女，不幸还是幸运

《红楼梦》后面也讲到巧姐的亲事，她最后嫁给了周家的儿子周秀才。周家虽然很殷实，但贾家人自然看不上。但是大家长贾政认为，周家家世清白，周秀才读书上进，必有前程，女儿可托终身。我们知道，中国古代有一个非常特殊的制度——科举，这在世界同时期其他文明是少有的，就是这个制度让社会的底层跟高层之间可以充分流动，缓解了阶层矛盾。现在大家一讲到科举制度就觉得很不好，都说这是死读书，封杀了年轻人活泼的思想，可是我们要知道这个制度可使得整个社会阶级相对自

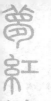
由流动，你可能出身贫苦，什么都没有，可是只要书读得好，考试考得过，就会成为一名政府官员，慢慢走到社会高层。这个制度给了年轻人希望，大大缓和了社会矛盾，对国家稳定具有很大意义。巧姐嫁给了周秀才，我相信应该是非常幸福的，虽然在乡间，可是从此无须担惊受怕。其实，很多人走过半生繁华，才顿悟回归乡野未尝不是一件好事。

营卫不调及气虚体质

讲完了巧姐的生平，我们来看看在《红楼梦》中她呈现出来的健康状况跟体质。从书上的描述可以看得出来，她是一个营卫不调的气虚体质。

为什么说她营卫不调呢？比如在书中第四十二回，她对着风吃了一块糕，就发热起来，也就是说她一吹风很快就感冒了。在我们中医来看，这叫作营卫不调或营卫虚弱，用现代医学的语言来说就是身体的免疫力不强。按中医理论来说，卫气循行于脉外，代表身体对抗外邪的力量，按现代医学来说就是对抗细菌、病毒等致病因素的力量，卫气强的人就不容易生病；营气行于脉内，推动血液的流通，如果营气循环顺畅，人体抵御外邪的力量也较强。营卫之气相辅相成，共同卫护人体健康，这就叫作营卫调和。大家都知道方剂之祖——桂枝汤，它主要的功能就是调和营卫，使卫气能够抵抗外邪，营气能够通达全身，这样人就会健康。而巧姐就是营卫不调、容易感冒的人。

除了营卫不调之外，巧姐素日还比较气虚。在书中第一百零一回里，她妈妈王熙凤快要死了，就想为女儿找一个能够托付终身的人，因为巧姐这个人从小体弱多病，容易伤风感冒，其实就是因为气虚，或者说营气、卫气较弱。其实，营气、卫气合起来，在中医有一个特别的名词，叫作真气。中医认为人是凭一气而生，人死了叫作断气，人要拼命时常说"我只要有一口气在都会跟你拼到底！"

中医说的气究竟是什么呢？这是比较复杂的，我们呼吸的空气叫作清气，食物吃进去后所产生的能量叫作谷气。谷气与清气合在一起，叫宗气，也就是主要的气的意思，又叫后天之气。除此之外，还有一个先天之气，又叫肾气、天癸，与西医所说的内分泌类似。像巧姐这样出生于富贵之家的人，锦衣玉食，后天之气不会不足，只能是先天之气不好，无力支持后天之气，故而体弱。但这是因为她妈妈王熙凤先天体质有些问题，遗传所致。

小儿出痘二三事

在《红楼梦》里面描述巧姐健康情形比较多的是第二十一回，就是有关她出痘子这件事。这其实也不算什么大事，小孩子一般都会出水痘，只要好了，一辈子都不会再犯。出痘在古时候是很讲究的，一定要出到饱满，也就是说水痘一定要长得很圆、很鼓，里面充满了液体，最后破掉、消掉，这样才是完整的出痘过程。在中医来说，如果出痘不畅，是很危险的，这代表所有的病毒都会往体内走，可能会导致生命危险，所以古人治疗痘疹是一件要事。经方中有一个治痘的特别方剂，就是葛根汤，可以帮忙把痘子发得很饱满且治好后没有后患。要注意，不要以为患者出痘时觉得热，就用一些凉的东西给他吃，这样表面看来是在帮他退热，其实会有危险。在宋代的《太平惠民和剂局方》里面有另一个后世演化出来的治痘专方"升麻葛根汤"，这也是我们治疗水痘初起的好方剂。如果过了三天左右痘子发得不理想，有点干干瘪瘪的，还可用"保元汤"来对治。

治水痘的民间验方

有一个治疗水痘的民间验方，孩子也会很喜欢喝。这个验方可以让小儿的水痘发得比较饱满，而不会留下痘疤等后遗症，那就是喝烤过的甘蔗汁。这样一方面可以补充孩子的体力，有点像西医用葡萄糖水的效果，可以令孩子不至于因为发水痘而疲惫不舒服。另外，热的甘蔗汁有甘温助阳的效果，可令阳虚下陷的痘痘往上长。这样水痘就会发得非常饱满，发痘的过程更加顺利平安，而且，这个方真的很好喝啊！

关于出痘，我个人其实感受特别深，因为我出痘的年纪非常晚，一直到我 21 岁左右才出痘。我还记得那是我服兵役时，在新兵训练中心，那时连里有人出水痘，由于大部分人都出过水痘，所以基本都没事，但我从小就没出过，于是很快被感染，长得满脸全身都是水痘，最后就被送到痘痘班。所谓痘痘班，就是所有出水痘的人都关在一个屋子里，然后由其他人送饭进来。在这个痘痘班所在的屋子里，大家都是水痘患者，在里面不让吹电扇，为什么？怕你夏天吹电扇贪凉，痘子发不出来会有危险，所以要闷闷它，让它不断发出来，一定要发完。当我在发痘疹的一个礼拜，又不能出去，里面又很闷热，怎么办？在军中也没有电视可以看，只有手上一本《红楼梦》，我就只好慢慢地看，所以这次出痘对我来说感觉特别的深刻。

在《红楼梦》里他们还要送痘疹，要拜一个特别的神，希望小孩子出痘平安。对于小孩出痘，家长一般比较紧张，其实小孩子若能够把痘子发完，他的发育会更好，所以对于出痘这个事情，千万不要想办法去抑制它。在现代，出痘疹谈不上多危险的事情，但在古时候，如果处理不好，确实会有危险。不过古时候的中医也是很厉害的，早就已经知道这个问题，所以用特殊的方剂来帮助孩子们。

踏在泥土上的快乐

巧姐营卫不和、气虚，对于这样的孩子，她的妈妈王熙凤当然很担心。巧姐如果还是留在贾家，甚至会被狠心的舅舅卖掉，下场会很惨的，可是命运的安排，她最后来到田园，脚踩泥土，安然踏实地生活着，这也是《红楼梦》这本书在剧情安排里面的一个特色，往往会有很大的冲突。我们前面讲过，要有冲突、有反差，故事才会好看。人生也是一样，有冲突、有反差，人生才会精彩。巧姐前后的反差就很大，千金之躯最终到乡下去。

不过在中国文学来说，归于田园是生命中很大的向往。最有名的就是陶渊明，"归去来兮，田园将芜胡不归？"脚踏实地，回到原点，一步一步好好做人，其实有时候这样的人生比较有意义，能够带给你真正的喜乐。我们看到《红楼梦》中绘声绘色地描述了富贵人家里种种不堪，亲人之间的争斗，主人之间的争斗，仆人之间的争斗，家有内忧，又有外患，种种冲突让一个很平和的大观园最终走向衰亡。

所以我在前面说过，对于人生的态度就要像希腊人说的一样"人生如戏"，无论面对怎样的不如意、怎样的困境、怎样的无奈，都必须走过去，只有走过去，把它当作一场戏，我们才能够在这里面游刃有余。换言之，在人生的剧院里，要学会做一个场内观众，虽然人在这里，但是心可以跳出来，身在戏中，心游物外。

包括巧姐，我们在第 8～10 章中一共谈论了三个女性主角，在对于人生的态度上，清高的妙玉有点"人生如戏"的味道，可是她还没有完全跳脱，还是对红尘有那么一点眷恋。反而是李纨，虽然只是一个平凡女性，也没有标榜自己有多么孤高，即使人在贾家，却好像是一个局外人，这才是真正高明之人。远离人群修行不算厉害，在红尘俗世中修行才是真厉害。

说到这里，让我想起一个故事。我有一个朋友非常怕老婆，

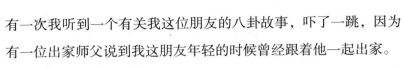

有一次我听到一个有关我这位朋友的八卦故事，吓了一跳，因为有一位出家师父说到我这朋友年轻的时候曾经跟着他一起出家。

"真的吗？"人家问这位出家师父。

"是的，而且他是结婚了以后，有一天才跑出去要出家，后来又被老婆逮回去。"

"真的？我们都不知道这件事。"

"可是你们知道吗？我觉得他这个修行会比我强。"

"为什么呢？"

"你不知道，他在家里面环境更是艰苦，如果在这里面修，成就会更高。出家不管世俗事，在那边修行，成就不高的。"

这故事令我不由得想到妙玉，出家希望能够有很好的修行，但是成就不高，而在痛苦的人生中修行，成就往往比较高。

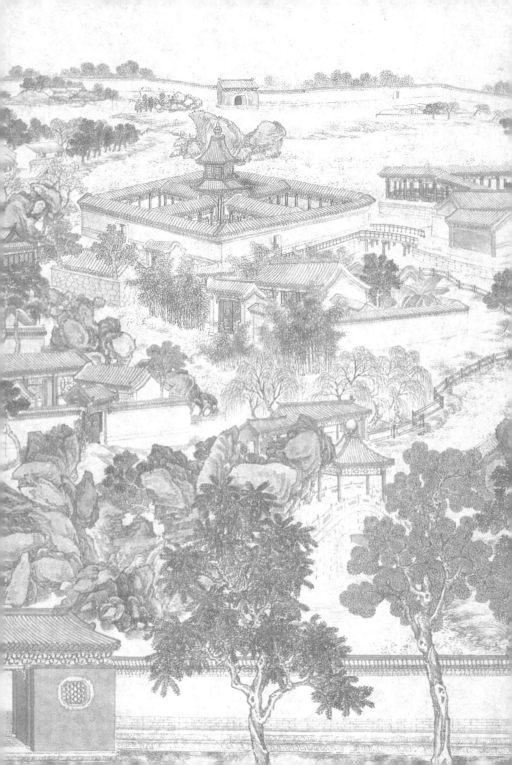

王熙凤

机关算尽太聪明，反误了卿卿性命

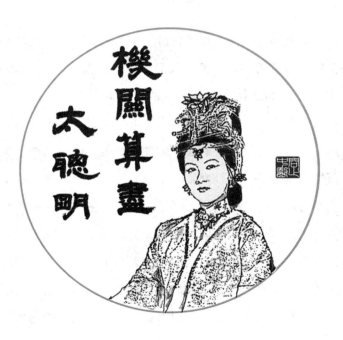

王熙凤跟秦可卿这两个重要人物是贾家的媳妇，分别在荣宁二府担任家政的最高领导人物。我们之前一共讲了十位，最后再加上这两位，一共就是十二金钗了。对她们的健康状况和体质分析有很大意义，通过这样来学习中医会比较有趣一些。

《红楼梦》中用经方还是时方

在细谈王熙凤之前，我要先讲一个话题。在《红楼梦》里面有很多中医方面的知识，值得我们学习。有人问："在《红楼梦》里面用的方剂都是什么中医派别的？"事实上，经方少，时方多，且以时方为主。书里面就有讲到贾宝玉看了医生开给他的丫鬟的药，见这个药里面有麻黄、半夏一类的，他说这种药是虎狼药，药性太猛烈了，年轻女生吃不得。宝玉会这么说，主要是到了清朝的时候，时方的使用已经是中医界的主流了，医者开药多以时方为主。时方的用药偏于谨慎，药量较小，药味也较多，这自然是有很多时代的因素在里面，所以对于一些经方常用的、比较强烈的药，贾宝玉就告诉我们这是虎狼药，药性很猛，不适合女孩子。事实上，这些药只要用得妥当，都是救命的良药，但很考验医者的医术，可是从《红楼梦》书中内容来看，在那个时代，经方确实不是主流，在这稍微跟大家说明一下。

经方与时方

我们有时候会听到中医在用方上有经方和时方的分别，那什么是经方？什么是时方呢？

在方剂的使用上，几乎所有的中医都会溯源《伤寒杂病论》这本书，这是在东汉时期由医圣张仲景先生所撰写的。一般我们都把出自《伤寒杂病论》的方剂列为经方，而将后世发展出来的方剂称为时方，这是一个比较粗略的分别。

事实上，经方和时方最大的差别在于所用的单味药的范围有所不同。

我们知道《伤寒杂病论》是从中国北方开始发展的，所以很多用药都是以北方容易拿到的药材为基础。而随着南方的开发与兴起，更多在原来经方中没有用到的单味药也被拿来扩大中医用药的范围。

比如槟榔这个药，在后世的时方中常会用到，但是因为只有在热带地区才会产槟榔，自然在东汉时期的黄河流域一带基本不会看到这个药。但槟榔这味时方才用的药在《红楼梦》里却出现了数次，而书中的人物还把槟榔随身带着吃，说明在清朝初年槟榔已经从南方传入了北京，我们可以看到在当时文人的文章中有提到过槟榔："今之士大夫往往耽之，贮荷包中，竟日细嚼，唇摇齿转，固无足怪。"就是说当时在京为官的人们常常整天嚼着槟榔，好像现在人嚼口香糖一样，所以我们可以看到在书中宝玉的身上也配着槟榔袋，可见那是当时的时尚。

很多使用时方的医者在开方剂时的思维，其实大都立足于经方，但是随着不同的时代出现了不同的疾病，后世的医者就依本草学（解释单味药的学问）扩大了经方覆盖的范围，再加上有更多的单味药加入用药的行列，于是开启了不同的中医时方派别。但基本上经方还是中医共同的骨干基础，而时方是应机变化所用。

在用药风格上，经方比较强调药简力专，所用药味较少。时方则有面面俱到的考量，用药一般较多。《红楼梦》一书的历史背景是在清朝初年，在这个时代背景上中医主流是时方，所以作者当然是以中医时方的风貌灌注在这本精彩的著作中。

美艳的外表，精明的内在，
灵活的手腕，残酷的手段

我们下面来看贾家最厉害的媳妇，个性非常鲜明的角色——王熙凤。她是宝玉伯父的儿子（也就是他堂哥）贾琏的太太，所以她跟宝玉是同辈的，她在书中出场的时候大概是十八岁，宝玉、黛玉和宝钗她们基本都比她小了三四岁，虽然岁数差距不大，但是相比之下，王熙凤精明能干得太多了。不过，太精明不一定是好事，所以这章的标题叫作"机关算尽太聪明，反误了卿

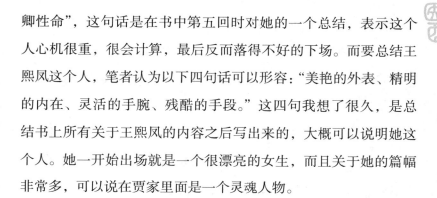

卿性命"，这句话是在书中第五回时对她的一个总结，表示这个人心机很重，很会计算，最后反而落得不好的下场。而要总结王熙凤这个人，笔者认为以下四句话可以形容："美艳的外表、精明的内在、灵活的手腕、残酷的手段。"这四句我想了很久，是总结书上所有关于王熙凤的内容之后写出来的，大概可以说明她这个人。她一开始出场就是一个很漂亮的女生，而且关于她的篇幅非常多，可以说在贾家里面是一个灵魂人物。

《红楼梦》的故事要想引人入胜，曹公当然要适时安排一些特别显眼的狠角色，其代表就是王熙凤。在书里我们可以看到，王熙凤本是荣国府的主管，后来宁国府的秦可卿走了，她有一段时间还要同时打理宁国府和荣国府两边的家政。有人会觉得打理家政有什么难的？但这可不容易啊，因为这个家里面有数百人，家大业大，管理可不是件容易的事。她的前一任是王夫人，就是宝玉的妈妈，再前任则是贾母，都是在贾府中位居很高的地位。打理好整个家政，把人、钱、事、礼等方面都安排稳妥是很不容易的，如果在现代，王熙凤就是个一流的管理人才！

高明的上下管理，入世的厉害角色

在书中我们可以看到，她有很高明的上下管理手法。什么叫高明的上下管理？我的一个主管就跟我讲过，他说其实最重要的管理就是管理你上面的人，因为对下时，大家总是敬畏你，管理比较容易；但是管理你上面的人，这个是比较难的，因为你不能

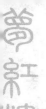
对他们发号施令，而必须让他们觉得很舒服，愿意放手让你做事而不加掣肘。说到这"上下管理"，王熙凤可是个中高手，她对上以敬，对平辈以和，对下辈则严，而且，她管理下人是以"严"出名的。

在这里，还是要提到兴儿这个下人，因为从她嘴里讲出了对很多人的评价。在第六十五回里，兴儿说在这百户人家里面除了老太太（就是宝玉的妈妈王夫人）和贾母是不恨王熙凤的，其他人都恨。当然这样讲有点夸张了，毕竟面子上大家都对王熙凤很好。为什么？因为她有权有势，家里所有的钱都在她手上，由她来做管理。

为什么说她对上很厉害？因为她会拍马屁。比如在第三回里，林黛玉刚来到外婆家（贾母是她外婆），大家当然很高兴地来见黛玉，王熙凤马上就夸她说："天下真有这样标致的人物，我今儿才算见了。况且这通身的气派，竟不像这老祖宗的外孙女儿，竟是个嫡亲的孙女儿。"她说这话，听起来是在讲黛玉的好，事实上是拍贾母的马屁，林黛玉这样的气派，就好像是贾母的内孙一样，就把黛玉的美好拉到贾母身上，让贾母有面子。

另外，在第三十八回里的马屁就更扯了，贾母跟大家在说笑的时候，说到自己年轻时头上撞了一个窝，凹了进去，王熙凤马上说这个好，一般人都没有，这一个窝是用来盛福跟寿的。你看这拍马屁拍得几乎有点牵强，可是老人家听了就高兴得不得了。

在第七十六回里面，讲到了王熙凤生病，贾母说可惜凤丫头不在，凤丫头在的话，一个人说说笑笑，抵过十个人。你看她在贾母面前说话就像讲单口相声一样，充满了幽默感与趣味性，老人家都喜欢，所以对上的管理，她是一流的。她和王夫人的关系更不用讲，因为王夫人就是王熙凤在自己娘家的姑妈，只是比她更早嫁到贾家，所以本来就是自己人。但是对于贾母这位家族最高地位者，王熙凤一嫁过来很快就把她哄得开开心心的，这就是善于对上管理的最佳证明。

对于平辈，如宝玉、宝钗等，她又会表现出特别关爱的样子，让人家也喜欢她。比如在第四十五回里面讲到，大观园里的孩子们要成立一个诗社，这件事本来是不关王熙凤的事，因为大家知道王熙凤一开始是不识字的，到后来因为要常常看账，才勉强学了一些，可是她却说要为成立诗社出钱。所以你看，她对于每个人需要什么都搞得很清楚，运用她理家的机会对每个有价值的人都投其所好，实在是无比精明。

明是一盆火，暗是一把刀

王熙凤是一个很有意思的人，她读书虽然不多，可是很聪明，不但非常聪明，而且是绝对入世的厉害角色，按一般的说法就是狠角色。绝对入世是指什么？我们知道有些人是有出世之想，像我们前面讲到的出家人妙玉，还有惜春，这些都是有出世的性格，甚至宝玉和黛玉也有一点佛道的味道，但王熙凤不是。她是绝对入世的，在她眼中只有两个事，一个是权，第二个是钱。我们看到后来王熙凤违法乱纪，在乱赚一些非法的钱。当然她要多搞钱这也是没有办法的事，因为贾家作为富贵人家好几代以后，渐渐入不敷出，这个钱的问题越来越难，所以王熙凤也不得不扮演起这种角色。

书中其他人对她的形容可多了。比如兴儿，是跟着王熙凤的先生贾琏的下人，她就说王熙凤是口利心狠的人，这也是所有下人对她的看法，因为她对下人非常的有威严，非常的苛刻，所以兴儿会这样讲。从一个下人的角度来说王熙凤，心里歹毒，口里尖快，嘴甜心苦，两面三刀，这个批评很厉害，但还真的比较精确。嘴甜心苦表示她讲起话来都是场面话，可是心里面都是一肚子苦水；两面三刀代表她有一股狠劲；还说她是"上头笑着，脚底下使绊子"，就是表面上笑嘻嘻，下面却用阴狠招数来绊你。

兴儿又说她"明是一盆火，暗是一把刀"，看起来像是风风火火的一个人，既严厉又公正，可是暗里是一把刀，一切机关心计她都有。王熙凤的一生就是机关算尽太聪明，她在众人之前的表现在读者看来会觉得这个人很亲切，可是你仔细看她都是对上辈、平辈才这样，对下辈可就是心狠手辣，在《红楼梦》中，有两个人就是被她用计搞死的。

第一个就是出现在第十二回的贾瑞，当然贾瑞也不是什么好东西，他贪恋王熙凤的美色，然后居然大胆地想要勾引王熙凤。王熙凤心里说："你是什么东西？"可是她不会张牙舞爪地上去"啪"的一声就给他打一巴掌，那就不是王熙凤了，要知道她的心眼可是很小的。她虽心里觉得有些不舒服，但表面上也跟贾瑞嘻嘻哈哈，最后设计把他搞死。在此过程中，王熙凤把贾瑞骗出来好几次，关在一个死胡同里面，然后从上面倒冰水下来，把门关起来，让他在里面冷一个晚上，反正用尽各种诡计去搞他。我想在王熙凤苦闷的生活里面，这可能就是她的乐趣，除了赚钱，就是捉弄别人。

贾瑞虽然不是被王熙凤直接杀死的，但却是被她用计间接害死的。贾瑞在夜里被用冰水浇灌受寒后，身体越搞越差，当病情危急，只能用独参汤来救命的时候，他贫穷的爸爸贾代儒来荣府求人参，王夫人命凤姐称二两给他，凤姐偏应付着回说："前儿新近都替老太太配了药，那整的太太又说着留送杨提督的太太配药，偏生昨儿我已送了去了。"笃信佛教的王夫人道："就是咱们这边没了，你打发个人往你婆婆那边问问，或是再寻些来，凑着给人吃。吃好了，救人一命，也是你的好处。"但已有害人之心的凤姐听了，也不遣人去寻，只得将些渣末泡须凑了几钱，命人送去，只说："太太送来的，再也没有。"然后再欺瞒王夫人说："都寻了来，共凑了有二两送去。"

贾瑞最后的希望没有了，只能无奈地死去，所以说王熙凤是间接杀死贾瑞的凶手。

另外还有一个可怜的女性尤二姐，她是王熙凤的先生贾琏的小三，你说像王熙凤这个人如此心狠手辣，先生的小三她容得下吗？当然不行！但是她并没有直接跟她先生翻脸说不准娶小三，也没有明令这小三得要怎么样。她趁先生贾琏不注意时，在掌握了情报之后，反而主动出击，把小三带进来。王熙凤这招就是在《教父》这部电影中主角的一句名言的具体实现，这句名言是

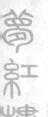

"让你的朋友在你近处，而要让你的敌人比朋友还要近！"（Keep your friends close, but your enemies closer.）意思就是敌人要放在身边，才能全盘掌控，生杀由己！

这个小三尤二姐，她是宁国府这一边的人，贾珍的夫人尤氏同母异父的妹妹，结果和贾琏暗通款曲，本来在外面弄了个小别墅高高兴兴的，但是王熙凤这么厉害的角色，当然很快就打探到这些消息。之后，王熙凤还做了我们一般人做不到的事情，她跑去把小三迎回贾府。大家不要以为王熙凤是因为心地善良，气度宽大，才把小三迎回来，她是要想办法慢慢把小三折磨死。

书中一开始就说，虽然尤二姐比较淫乱，可是后来也决定洗心革面，做一个安分守己的妾，也就是做贾琏的小老婆。她本质上也不算很坏的人，只是因为长得太漂亮，所以一些男生就一直骚扰她，见王熙凤说要来接她去贾家居住，尤二姐就傻乎乎地跟着回去了，她悲惨的命运也从那会儿开始了。王熙凤用种种手段让她在贾家受到各种不平等的待遇，求生不得，求死不能，最后还落得吞金自杀的下场。具体就是拿一个很重的金子，硬吞进去，由于当时没有办法把金子弄出来，所以人就死了，我觉得这个有点可怕了，也不知道这个自杀方法出自何处。

所以你看，王熙凤在第十二回间接弄死贾瑞，在第六十九回又间接弄死尤二姐，做了不少亏心的事情，而且还放高利贷，亏空公款，做了很多违背良心的事情，最后下场凄凉也怨不得谁。

一切机关心计，不如一念之仁

王熙凤虽然做了这么多不堪的事情，用了种种机关心计，可在书中的她有没有表现出一点仁厚的时候？还是有的，人没有全坏的，也没有全好的。王熙凤也有一念之仁，就是她对刘姥姥的接济。前面说过，刘姥姥是王家的远亲，生计艰难之时跑来要点钱，本来王熙凤不想理她，后来一念之仁，于是拿了点钱给她，毕竟贾家很有钱，即使拿那么一点点，对刘姥姥来说就很多了，这刘姥姥也就高高兴兴地回去了。

后来王熙凤觉得贾母需要找一个年纪比较大的人谈谈话，而且贾母喜欢找一个跟他们的生活环境很不一样的人来聊聊（因为贾家是富贵人家，官宦之后，很少见到像刘姥姥这样的人），她就把刘姥姥找来当作清客。什么叫清客？以前有钱的老爷都会找一些人，养在家里面，一天到晚吃酒吟诗，作对闲聊，这叫清客。

王熙凤一念之仁接济了刘姥姥家，也因为这一念之仁，当她过世之后，巧姐差点被狠心的舅舅卖掉，幸好刘姥姥来得及时，把巧姐偷偷带到乡下去，后来嫁给了周秀才，变成一个朴实的归于田园的人。其实在贾家整个崩坏的过程里面，巧姐算是很幸运的一个人，这说到底还是因为王熙凤当初的一念之仁，所以我说一切机关心计还不如她那一念之仁，我们做人还是要积点德才对。

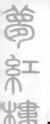

争强好胜，却并不健康强壮

我们对于王熙凤的人品部分聊了那么多，是因为她的故事特别精彩，篇幅也多，接着，我们再来看看她的体质跟健康问题。我们前面讲了那么多，都是说她好强、好胜，有能力，大家会想，那她的身体是很强吗？当然不是。我们知道林黛玉身体很不好，这个是大家都公认的，可是王熙凤比她好吗？其实她的身体并不比林黛玉好。有些人看似很强，实际是外强中干；有些人身体并不好，可是因为心力很强，看起来就很有能力的样子，其实身体不过勉力支持。王熙凤和林黛玉都属于心强体弱之人，只不过王熙凤个性更张扬，更外强中干。

其实真正强大的人，从外表上绝对不会让你看出来，他的力量是让你在不知不觉中慢慢去感受到的，雷厉风行的强大虽然一时可以震慑别人，但是锋芒内敛的强大才能够经久不衰，收放自如。关于这点我们可以看看前面提到的有着平和体质的李纨，她其实能力并不比王熙凤差，而且不需盛气凌人也能把事情处理好，而王熙凤对外的强势从某种程度上说，是因为肝郁而造成的病态爆发，一时唬人，但并不长久。《道德经》中说："故飘风不终朝，骤雨不终日。孰为此者？天地。天地尚不能久，而况于人乎？"可见，天地之间，再强的风雨都不能持续很久，更何况人的微小力量呢？

肝郁气结、气郁化火的血虚兼血瘀体质

王熙凤的问题是什么呢？她看起来是有一点肝郁气结、气郁化火的体质，还有一点血虚，继而导致血瘀。

在书中第五十五回讲到王熙凤生病了，是因为她原本气血不足，再加上年幼不知保养，平生又爱争强斗智，心力心血就更亏了。气血不足者自然肝血不足，肝血不足则容易导致肝郁，肝郁又造成肝气犯脾胃，脾气又不舒，导致血液生化不足，而且肝郁气结容易气郁化火，这些合起来最后造成了她小产，也就是流产。

女人要想顺产，最重要的是血足，如果血不足，就容易流产。王熙凤流产了以后，又复添下红之症，就是月经淋漓不止，相当于随时在失血。而且她性格又好强，管着一个大家族，日理万机，烦心事多，这就很容易形成肝郁，继而进入脾胃虚，血虚，肝更郁的恶性循环。本来王熙凤的体质就不好，后来保养又不行，加之月经淋漓不止这个祸根，最后终于因此丧命。其实，王熙凤从一开始就注定终非长寿之人，她原本的体质就不好，再加上性情刚强，结果可想而知。很多长寿的人都有一个特征，那就是性情平和！如果性情偏急而且容易冲动，那就不是长寿之相。

至于她的肝郁，如果更精细地以中医的观点来分析，可说是肝阳上亢。有些人脸红红的，发热，经常上火，我们就说他可能是肝阳上亢；还有一种与此表现很相似的证型，叫作肝火上炎。

二者虽都是热往头上冲，可是"肝火上炎"跟"肝阳上亢"不一样，肝火上炎是实火，身体是真的很热，然后火往上走，中医认为这是肝的实证。可是王熙凤是属于偏虚证的"肝阳上亢"，她是血虚、气滞、血瘀的体质，但主要是肝血虚造成阴不涵阳的"肝阳上亢"。不过无论是肝阳上亢，还是肝火上炎，都会有一个表现，那就是头痛。而王熙凤又因为有血瘀，所以这个头痛问题是很难解的。因为气滞尚不是有形物质造成的淤阻，而有了血瘀之后就是了，表现在上就是头痛，表现在下就是各种月经问题。另外还要注意，"肝阳上亢"的头痛位置大多是头侧和头顶。

《红楼梦》中出现的德国西药

对于王熙凤的头痛治疗很有意思，在书中第五十二回里面就讲到，王熙凤有一种西洋的药膏叫"依弗哪"，当然这是清朝时候的翻译，至于到底这是一个什么药，后来是有很多说法的。其中就有人考据说这药是德国的药，且是外用药，是头痛时直接贴上去的。因为当时已经是清朝了，在《红楼梦》里面也有出现时钟这些外国器物，所以出现西药也是合理的。在《红楼梦》里面一共有两个西药出现，另外一种西药并没有过多的介绍，而这个王熙凤用来治疗头痛的西药写得最清楚。

就连宝玉的丫头晴雯生病了，有头痛的症状，宝玉都要去拿了"依弗哪"贴上去，然后宝玉和另外一个丫头麝月还说晴雯："病的蓬头鬼一样，如今贴了这个，倒俏皮了！二奶奶贴惯了，倒不大显。"可见王熙凤是经常性的头痛，常常需要贴这个药出现在众人面前，这很有趣。当然中药也有治头痛的外敷药，但不是贴头！而"依弗哪"这个西药是贴头的，这给人有点"头痛治头，脚痛治脚"的感觉。对中医来说，如果谁有偏头痛或巅顶头痛，我们会把药贴在他脚心。一般会贴吴茱萸，就是用吴茱萸磨成粉，调入酒以后做成一个泥状的饼，粘在脚底的中心偏上一个叫作涌泉的穴位。

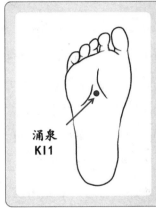

◆ 涌泉

【位置】
足底部，卷足时足前部凹陷处。约当足底第2~3趾缝纹头端与足跟后端连线的前1/3折点。《灵枢·本输》："足心也"；《针灸甲乙经》："在足心陷者中，屈足卷指宛中"；《针灸玉龙经》："在脚底心，转足三缝中；又以二指至足跟尽处折中是穴"；《针方六集》："卷足第三缝中，与大指本节平等。"

【方法】
直刺0.3～0.5寸，如欲升压以强刺激、久留针、持续或间歇运针为宜。禁直接灸，艾条温灸10～15分钟。常用药物敷贴法。

涌泉
KI1

吴茱萸贴在脚底涌泉穴上面，可以引热下行，这是一个我们常常在用的方法，所以说，中医治头痛不是贴头而是贴脚。而关于这个西药到底有没有效，我们就不得而知了，因为书中的"依弗哪"是什么，我们到现在也没有一个完整的答案。笔者只知道用吴茱萸磨粉贴在脚上，确实可以治头痛。但切记，不要直接贴，吴茱萸要先磨成粉，调一点酒，再贴在足底涌泉穴。

存善念，养色身

王熙凤的身体主要就是因为气的郁结而造成血的瘀阻，进而产生了各种问题。前面说到"气为血之帅，血为气之母"，气不能畅行，自然就有瘀血了。

我个人认为王熙凤这个角色给我们的启示就是"强极则辱"这四个字。就是说，人在得意时也许会有一时的成功和胜利，但要在这上面找到真正的快乐可说是缘木求鱼。老子在《道德经》的第三十章中就说过，"物壮则老，是谓不道，不道早已"（当事物过于壮大的时候就是开始走向衰败，因为它偏离了道，不合于道的很快就会结束）。也就是说，如果你在霸道兴起而称心如意的时候，正是走向灭亡的开始。那么要怎么做才能令此趋于败亡之势缓解呢？恐怕要时时保持一念善心了。《了凡四训》中有这样一句话："人为善，福虽未至，祸已远离；人为恶，祸虽未至，福已远离。"这就是在提醒我们如何才能趋吉避凶了。另外一件要务就是要保养好我们的身体，因为色身的安好才能有所作为，所以存一念善并保养好自己的身体，才有幸福安然的可能！

调体质、养天年之七：血瘀体质的调养

一句话说明血瘀：**皮肤变黑或粗糙的血块瘀阻。**

血瘀体质者可能具备的表现

整体情况	皮肤紫斑、黑斑，面色黧黑；胁痛、偏头痛、肩痛、肢体痿废、腿肿痛、癥瘕、不射精；目偏视、肌肤麻木、瘫痪；健忘、发狂；发黄、潮热、脱发、风疹
饮食	反胃、胃脘痛；噎膈
大小便	小便不利
妇科症状	月经量过少、乳房红肿；流产后闭经，产后血崩、产后身痛、产后胁痛、产后眩晕、产后发热、产后腰痛、产后腹痛、崩漏、恶露不下；经行先期、经行头痛、经来骤止
舌	舌质暗紫或有瘀点
脉	细涩

血瘀日常调理的注意事项

注意保暖（宜热敷、艾灸）	"寒则血凝"，当身体的温度低，血液循环就差，就如水在低温会凝固一样，血液也是，因此若是处在低温环境过久，又穿得少，导致肢体不温暖，便会造成血瘀。平时可以多热敷或艾灸，帮助身体增加热能。
多运动	运动是血瘀体质最便宜、最简单的改善方法，因为运动时身上的气流动加强，"气为血之帅"，推动、统领着血的运行，所以气的流动就带动血的流动，改善血液循环，去除血瘀状况。

调整血瘀的食物

五谷杂粮类	糯米、山药
鱼、肉、奶、蛋类	鱼、虾、螃蟹
蔬菜类	韭菜、洋葱、大蒜、姜、西红柿
水果类	凤梨、山楂、柠檬、橘子

调整血瘀的药膳

【川芎茶叶蛋】

川芎为"血中气药",既能活血,又能行气。《本草纲目》记载:"芎藭血中气药也……辛以散之,故气郁者宜之。《左传》言麦麹、麹藭御湿,治河鱼腹疾。予治湿泻,每加二味,其应如响也。血痢已通而痛不止者,乃阴亏气郁,药中加芎为佐,气行血调,其病立止。"

【组成】

鸡蛋2个,川芎9克,米酒适量。

【制作方法】

鸡蛋洗干净备用,把川芎放入锅中,加水和米酒适量,煮10分钟,加入洗好的鸡蛋,煮熟,约10分钟后,把鸡蛋拿出来略敲破蛋壳,再放回锅中,用小火煮至蛋染上颜色即可食用。

调整血瘀的穴位

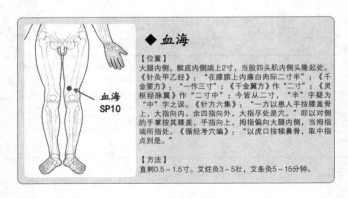

◆ **血海**

【位置】
大腿内侧,髌底内侧端上2寸,当股四头肌内侧头隆起处。《针灸甲乙经》:"在膝膑上内廉白肉际二寸半";《千金要方》:"一作三寸";《千金翼方》作"二寸";《灵枢经脉翼》作"二寸中";今皆从二寸,"半"字疑为"中"字之误。《针方六集》:"一方以患人手按膝盖骨上,大指向内。余四指向外,大指尽处是穴。"即以对侧的手掌按其膝盖,手指向上,拇指偏向大腿内侧,当拇指端所指处。《循经考穴编》:"以虎口按犊鼻骨,取中指点到是。"

【方法】
直刺0.5~1.5寸。艾炷灸3~5壮,艾条灸5~15分钟。

血瘀女性月经期生理状况和注意事项

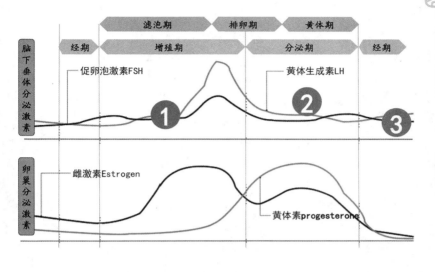

1. 增殖期	可能会有月经先期现象
2. 分泌期	血瘀者易乳房红肿
3. 经期	月经量过少，产后易恶露不下、经行头痛，经来骤止

秦可卿

虽云兼美，红尘为憾，终得一叹

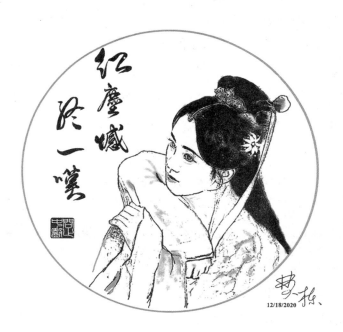

在《红楼梦》中，另有一位人生故事很精彩的贾家媳妇——秦可卿。秦可卿跟王熙凤在这书里面是互为对比，因为荣宁二府中，王熙凤是荣国府的，秦可卿是宁国府的，两人分别是荣宁二府当家主政的人。秦可卿在书上有另一个特殊角色，她是在宝玉梦中出现的神秘角色，而在书上她的篇幅并不多，有台词的情节也不多。在第五回贾宝玉神游太虚幻境里面，有一个梦里的角色就是她。后来她出现在第十三回的时候，又是作为一个梦中人托梦给王熙凤。你看她都在人家的梦中扮演重要角色，虽然占全书的篇幅不多，可是话题性特别高，而且很多事情都跟她非常有关系，这才是曹公作为一个小说家的高明之处，一个角色出场寥寥，可是很多情节就因为她的存在而带起来。

美貌第一，上于林薛，兼熙凤之能干

书中形容的秦可卿可是个大美女，可以说是《红楼梦》女性角色里面最漂亮的一个，有人说她"上于林薛"，就是说要比林黛玉、薛宝钗还要漂亮，又兼熙凤之能干，因为她也是管家的人，要头脑好而且手腕过人才能管理家政，所以一定也是很能干的。可是她跟王熙凤不太一样的是她的个性，温柔和平。有人说，管家不是就要一个个性很强的人吗？就像王熙凤一样。那不一定。高明的管理不见得要显现强势。有一句话叫"绵里针"，这是形容一个人表面平和而骨子里很尖锐。我倒不是说秦可卿是绵里针，她确实很温柔，受人爱戴，办事能力又强，与王熙凤截然不同。

可惜这样一个佳人，在第十回的时候就病了，在第十三回的时候就走了，实在是红颜薄命。她实在太重要了，是贾母最得意的重孙媳妇，是第四代人贾蓉的太太。我们知道贾蓉是草字头蓉，所以是草字辈的，而宝玉是玉字辈的，贾蓉的爸爸是贾珍，跟宝玉是同辈，所以秦可卿是宝玉的堂兄的儿子的老婆。贾母特别喜欢她，因为她看起来人漂亮，性格又非常的温柔婉约，可是这只是表面，后面有一些不为人知的事情。

其实现在的《红楼梦》各版本里面，并没有把一些事情交代得很清楚，我们后来在《脂砚斋重评石头记》的版本里面（这个版本是比较早的版本），看到有一回叫作《秦可卿淫丧天香楼》，讲的是秦可卿在天香楼上吊自杀，可是这一段后来被删掉了，还被改成是病死而不是上吊。而且在删掉的这段内容里面本来还讲到秦可卿的先生贾蓉的爸爸贾珍，也就是她的公公，是和她有一腿的。曹公写了很多故事，他家本来也是一个官宦之家，但后来家道中落，就跟宝玉他们家一样，所以他后来写的这本《红楼梦》等于是把他前半生的浮华繁盛都记录下来，因此这里面会有一些其实也是他家里面的事情，后来大概觉得不好，为生者忌，就把它拿掉了。

因为我本身也写小说，知道小说家写小说的时候，最好写跟自己的经历有关的，你才写得出来，才会写得深入而精彩。比如说今天要我写一个飞机驾驶员的故事，我可写不出来，因为我从来没驾驶过飞机，也没经历过驾驶飞机的训练，没有这些真实的经历，硬写是写不出来很好的内容的。所以小说家大都在生活中取材，曹公他可能在取材后觉得不适合，就把它拿掉了。事实上，在现有的版本里面，第十三回讲到焦大，这一位贾府里面的老仆人，他最后曾经骂他们贾家有人"扒灰的扒灰，养小叔子的养小叔子"。他一下子就把这个丑事讲出来，在现在的版本看起来这好像说得没头没尾的，可是原来的版本是有写到的，所以如果以原来的版本来说，里面的丑陋之事放得更多，秦可卿这样一个温柔平和、受人爱戴、美貌第一的女子居然有一些伦理上的问题，而且最后还是自杀的，可惜后来这段被删掉，所以剧情的冲击力看起来就比较低了。

梦中人的神秘角色

秦可卿作为梦中人出场，这是一个如幻似真、虚实交错的小说写法。其中一次出场就是在第五回的太虚幻境，里面的仙子有一个妹妹，叫可卿，要许配给宝玉，于是可卿就教宝玉一些风月之事，后来不知道怎么的，前面有一个万丈深渊，宝玉掉了下去，大叫"可卿救我！"在现实中，秦可卿听到宝玉在睡梦中呼唤她的小名"可卿"，但是她的小名在府里并没有人知道，所以她纳闷着宝玉怎么知道。对于秦可卿这个人，我的总评是三句话，叫作"情欲中人，伦理难容，终成悲剧"，而本章的标题是"虽云兼美，红尘为憾，终得一叹"。她在梦境中的乳名叫兼美，是希望"才容兼美"，可惜不容于红尘。至于她的结局，有几个

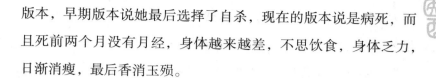

版本，早期版本说她最后选择了自杀，现在的版本说是病死，而且死前两个月没有月经，身体越来越差，不思饮食，身体乏力，日渐消瘦，最后香消玉殒。

脾虚、血虚、肝气郁的体质

我们来看看秦可卿的健康状况以及她的体质。她跟王熙凤很像，也是脾虚、血虚、肝气郁，但是她脾阳虚的问题更严重一点，为什么会有这样的推断？因为在书中第十回的时候，她就因为没食欲而吃不下饭，而且在书里面有很多描述都说明了她是气郁体质。气郁体质主要表现为胁下疼胀，肝郁脾虚，郁结于心下。中医所说的"心下"，一般而言就是指胃！我在前面有讲过，这是很多妇女经常会面对的困境，也是一个恶性循环。即肝郁造成脾虚，脾虚造成血虚，血虚造成肝郁，肝郁又造成脾虚，就这样恶性循环下去，身体越来越差，可卿也是如此。当然，她最重要的问题是食欲不佳，体力也很差，那主要是脾阳虚的一种具体表现。

《红楼梦》中医理不通之处

书中说后来请了个医生帮她看病，医生说她这是水亏木旺，也就是肾虚肝郁。可是这个地方我觉得有一点奇怪，因为我们说水生木，水不足，木怎么会旺？这个医者的医理跟我们的认知有很大差距。我们说水生木，即水越多，木就长得越好。我们知道很多植物是不需要土的，大家有听过水耕蔬菜这个名词吗？你只要把蔬菜种到水里面，它就可以长起来，而且长得很繁盛！所以是水生木。而书中的医生却说水不够，木反而长得很好，在医理上就怪怪的，后来果然没把病治好，也许作者想要描写的这是一位庸医吧。

这医生用了益气养荣补脾和肝汤，是八珍汤的加减。事实上，八珍汤里面有四君子汤补气，有四物汤补血，书中之方美其名曰益气养荣，其实养荣主要就是补气血。另外，此方中补脾和肝的用药稍微多了一些，而且他的诊断与用方之间逻辑并不严谨。如果今天有一个秦可卿这样的女子走到我的诊间，我可能会用逍遥散系列来做加减，因为我觉得用四物汤、四君子汤、八珍汤，虽然是可以的，但是疏肝解郁的效果不好，整体改善的速度就会比较慢。这种女子的核心病机是我在前面说的"血虚肝郁脾胃虚的恶性循环"，必须优先解决，而气血补养要放到后面，这个是我的看法。

秦可卿是一个肝郁的人，《红楼梦》里面其他肝郁的人也很多，其实不只是古代，现代人肝郁也很多，而且我刚说的"血虚肝郁脾胃虚的恶性循环"，很多女人都会掉进去，更有趣的是男生也会掉进去。虽然男生不像女生有月经，相对不容易血虚，但在现代社会，男生晚上熬夜太多，造血功能差，导致血虚；社会对男性的压力明显更大，也容易导致其肝郁。所以现在很多男生也是血虚肝郁，这是现代人常有的问题，是我们的生活习惯造成的。所以我们读《红楼梦》，看这些人的例子，可以获得很大启发。

调体质、养天年之八：脾阳虚体质的调养

一句话说明脾阳虚：肠胃弱、消化能力差而易疲劳。

脾阳虚体质者可能具备的表现

整体情况	畏寒肢冷、脘腹冷痛而喜温喜按；面色虚白、倦怠神疲
饮食	食欲减退；口淡、喜热饮，或泛吐清涎
大小便	大便清稀，或水泻、完谷不化，或久泻久痢，小便不利
经带	白带量多而清稀
舌	舌质淡胖或有齿痕，舌苔白滑
脉	沉细迟弱

脾阳虚日常调理的注意事项

避免吃饭时大量喝水	吃饭时大量饮水往往造成胃火升高，胃酸过多，更会进一步造成水液代谢上的困难。这是加重脾阳虚的一个很重要的原因，不可不慎。
避免过食	脾阳虚者的食欲不好，是身体的能量不够，勉强大量进食反而会造成身体负担，进一步令脾胃受到伤害。
避免摄取冰冷食物	脾阳虚是脾胃分配到的能量低下，如果再进一步吃寒凉的食物，会令脾阳损耗，也就是能量更不足，久而久之会令脾胃功能遭受破坏，这是中医一直强调的重点之一。

调整脾阳虚的食物

五谷杂粮类	粳米、糯米、薏苡仁、山药、扁豆
鱼、肉、奶、蛋类	牛肉、牛肚
蔬菜类	莲子、韭菜、辣椒、刀豆
水果类	大枣、樱桃、芡实

调整脾阳虚的药膳

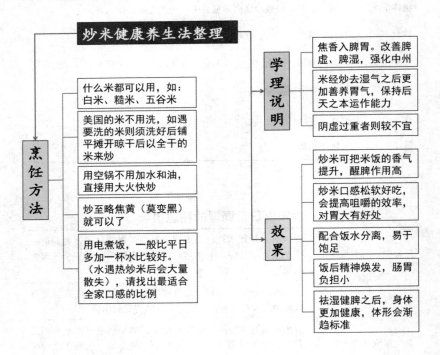

炒米健康养生法整理

烹饪方法
- 什么米都可以用，如：白米、糙米、五谷米
- 美国的米不用洗，如遇要洗的米则须洗好后铺平摊开晾干后以全干的米来炒
- 用空锅不用加水和油，直接用大火快炒
- 炒至略焦黄（莫变黑）就可以了
- 用电煮饭，一般比平日多加一杯水比较好。（水遇热炒米后会大量散失），请找出最适合全家口感的比例

学理说明
- 焦香入脾胃。改善脾虚、脾湿，强化中州
- 米经炒去湿气之后更加善养胃气，保持后天之本运作能力
- 阴虚过重者则较不宜

效果
- 炒米可把米饭的香气提升，醒脾作用高
- 炒米口感松软好吃，会提高咀嚼的效率，对胃大有好处
- 配合饭水分离，易于饱足
- 饭后精神焕发，肠胃负担小
- 祛湿健脾之后，身体更加健康，体形会渐趋标准

调整脾阳虚的穴位

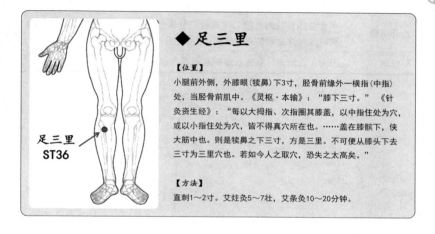

足三里
ST36

◆ 足三里

【位置】

小腿前外侧，外膝眼（犊鼻）下3寸，胫骨前缘外一横指（中指）处，当胫骨前肌中。《灵枢·本输》："膝下三寸。"《针灸资生经》："每以大拇指、次指圈其膝盖，以中指住处为穴，或以小指住处为穴，皆不得真穴所在也。……盖在膝髌下，侠大筋中也。则是犊鼻之下三寸，方是三里。不可便从膝头下去三寸为三里穴也。若如今人之取穴，恐失之太高矣。"

【方法】

直刺1～2寸。艾炷灸5～7壮，艾条灸10～20分钟。

脾阳虚女性月经期生理状况和注意事项

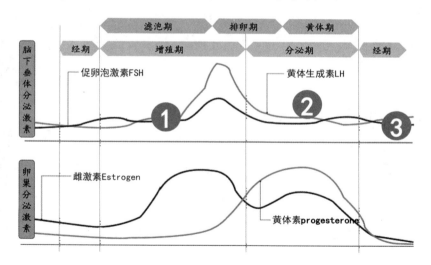

1. 增殖期	注意利用雌激素分泌强旺时，加强饭水分离（吃饭时不要大量饮水）。
2. 分泌期	多食温热有益的食物，注意要充分休息，同时饮食有节，不可在此期间过度饮食而加重脾胃进一步负担。
3. 经期	因为失血较多，宜加长睡眠时间并考虑早睡。

《红楼梦》

中提到的月经问题

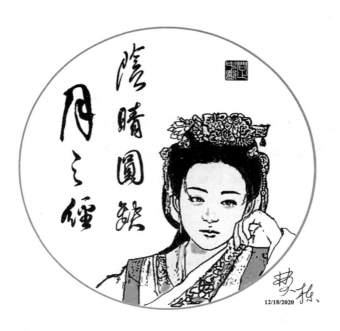

我们分析《红楼梦》中的女子健康状态和体质，就不得不来谈谈月经问题，因为这是女性健康中极其重要的部分！女性有正常的月经才能够有健康的身体。

但是在这本书里面我们没有发现关于女主角和主要配角们的月经情形的详细记载，我想主要是作者认为女孩子都是冰清玉洁的，他通过宝玉的话告诉我们："女儿是水作的骨肉，男人是泥作的骨肉。我见了女儿，我便清爽；见了男子，便觉浊臭逼人。"

所以在《红楼梦》中谈到月经问题几乎都不会出现在未婚的女孩中，基本都在已经结婚的妇女身上，比如前面提到的两位贾家的媳妇秦可卿和王熙凤，她们分别都有月经的问题，另外还写了后来嫁给人品性格极差的呆霸王薛蟠为妾、身世可叹可怜的香菱，也有月经问题。虽然我们在前面已经探讨过秦可卿和王熙凤的健康情形，但是我在这章想就这三位女性的月经问题做一个集中分析说明。

总论月经问题

月经在妇女来说是很重要的健康指标，中医认为正常的月经有四个方面必须合格，也就是"质、量、期、间"。以下这个表是我对月经正常与否的整理，读者不妨做个参考。

月经的有无不但攸关女性的健康，而且也是具体反映女性内分泌质与量是否正常的重要指标。

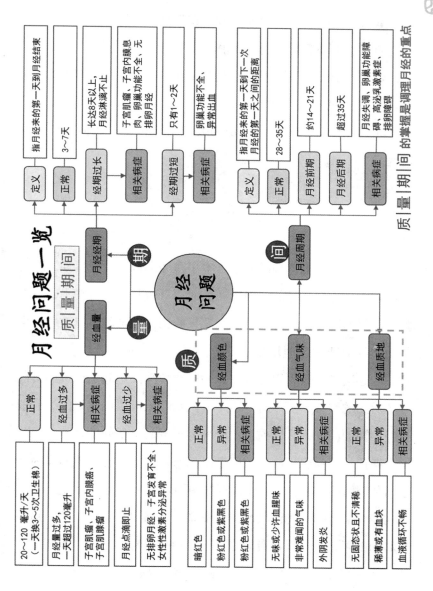

质量│期│间 的掌握是调理月经的重点

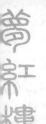

下面这三位已为人妻的女子，她们的月经问题分别是：

● 秦可卿的问题是月经不调，有月经后期的问题。

● 王熙凤的问题是月经淋漓不止。

● 香菱的问题更是严重，她是干血症，也就是我们中医称为绝经的问题。

我们在此分别就她们的病理表现来探讨中医如何对治这些问题。

月经不调

我们先说说秦可卿的问题，本来月经不调、月经后期，在月经问题上也算是常见的。但正如前面篇章所写，秦可卿本身就有脾虚气郁的问题，一般的月经后期只要调血补虚就可以改善，但是她本身的脾虚令消化吸收较差，所有方剂的作用都会打折扣，唯一的办法是先健脾胃再补血，同时改善脾阳虚问题，进而解决月经后期的困扰，当然这并不是一两剂药就可以调整好的。一般月经不调的问题，月经前期比较容易出现的体质问题是偏热，月经后期比较容易出现的体质问题是偏寒，但寒热也不能够作为唯一判断病因的指标，主要还得根据阴阳虚实来判断所用药物。

因为秦可卿的身体状况比较复杂，为保险起见，宜从中州脾胃的调整开始。你看她最后是"不思饮食，身体乏力，逐渐消瘦而亡"，由此来看正确的治疗方向应该是从调脾胃开始。如果脾胃不强而大行补益，就会导致"虚不受补"，这时无论用什么名贵的补品都是一种浪费，甚至会出现上火的现象，这也是李东垣先生《脾胃论》中的主要思路。

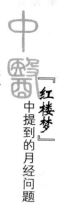

月经淋漓不止乃至血崩

王熙凤的月经淋漓不止，事实上已经是属于比较严重的程度了，也就是已经到了快血崩的程度，所以在书中我们可以看到这样一段记载：

平儿道："我的姐姐，说起病来，据我看也不是什么小症候。"鸳鸯忙道："是什么病呢？"平儿见问，又往前凑了一凑，向耳边说道："只从上月行了经之后，这一个月竟渐渐沥沥的没有止住。这可是大病不是？"鸳鸯听了，忙答道："嗳哟！依你这话，这可不成了血山崩了。"

"血山崩"是凤姐的左右手平儿根据当时的情况形容的，王熙凤从月经来的第二天开始一病不起，身体十分软弱，发起晕来都撑不住，头晕乏力非常明显。

月经淋漓不止，甚或造成血崩，对这一类的问题在临床上不能一味使用收涩止血剂，因为这样可能没有办法铲除病根，还会令病情往不好的方向发展。一般我们治疗月经淋漓不止的问题，有几个常见方向：

● 我们会注意是否因为肝肾阴虚而发热，从而造成热迫血行

197

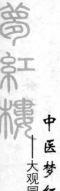

引起的，如果是的话我们会使用六味地黄丸或两地汤这类药来滋阴。

● 如果是肝火偏盛而造成的问题，我们会用到加味逍遥散来治疗，这是利用柴胡剂的疏肝作用加上逍遥散的补血作用来治疗。

● 如果因为脾气虚不能固护血液，我们会用补中益气汤或归脾汤。

● 还有一种常见的致病原因是身体偏寒而造成冲任二脉无法固守，这时我们要用温经汤来让身体先变热一些。

这几个方向都是我们在临床上对治月经淋漓不止可能会用到的。根据前面我们对王熙凤的健康问题的分析，我觉得她比较偏向肝火偏盛，可能会用到的方剂是以加味逍遥散加减为主。逍遥散属于柴胡剂，有疏肝解郁之力，加上其中有一些补血健脾的药，我们常用来疏解情绪抑郁导致的肝脾不和的问题，而当有心烦严重时就会用上加味逍遥散。身心同调，才能事半功倍。

天癸早绝岂可轻：闭经问题

香菱的月经问题是干血症，中医称之为闭经。当妇女还没有进入更年期时，若有连续数月都没有月经的情形，这就属于闭经了。闭经是各种身体问题的综合结果，大体来说可分为虚证和实证两个方面来讨论。实证者往往会有腹胀、腹痛甚至重按会觉得很不舒服，而虚证者则常会有面色苍白、精神不济，腹部按压甚为柔软且喜按，同时经常伴有头痛问题。

在《红楼梦》这本书中，香菱在第七十九回之前并没有什么健康问题，她每次出来总是给大家一种温柔平和的感觉，但是为什么到了后来会患干血症呢？我想主要是因为在婚姻生活中并没有得到她的先生薛蟠的喜爱，而薛蟠的正室夏金桂又不断在生理、心理上折磨她，最后好好的一个人就在心理的忧虑及生理的劳累综合打击下病倒，到后来在书中描述是"日渐羸瘦作烧，饮食懒进，请医诊视服药，亦不效验"，至此恐怕身体已经是非常虚了，而月事的生成需要大量的能量和物质，当身体太虚时，自然就不会再有月事而产生闭经。

我们都知道，月事的正常提示女人内分泌质与量的健康，如果在很年轻的时候就停止了月经，则其天癸受损的情形非常严重，香菱这么一个健健康康的女孩子，就在读者的眼下慢慢地被折磨死了，令人忍不住掩卷一叹。

我们在前面讨论了各种月经的问题，大家也看到了《红楼梦》中的角色呈现出来的病苦，笔者根据几十年临床经验总结出一个结论：心理的健康和精神的平和，往往对女性朋友的月经问题起着决定性作用。如果不能在身心和畅的情况下做适当调养，月经的治疗就事倍功半。虽然每个人的生命境遇不一样，但是学着把自己的心情调适好，这可能比汤药更重要。当我们心态平和时，用适当的汤药轻轻推一把，身体很容易就能恢复到正常的功能，这是我们在《红楼梦》这本书中学习到的。

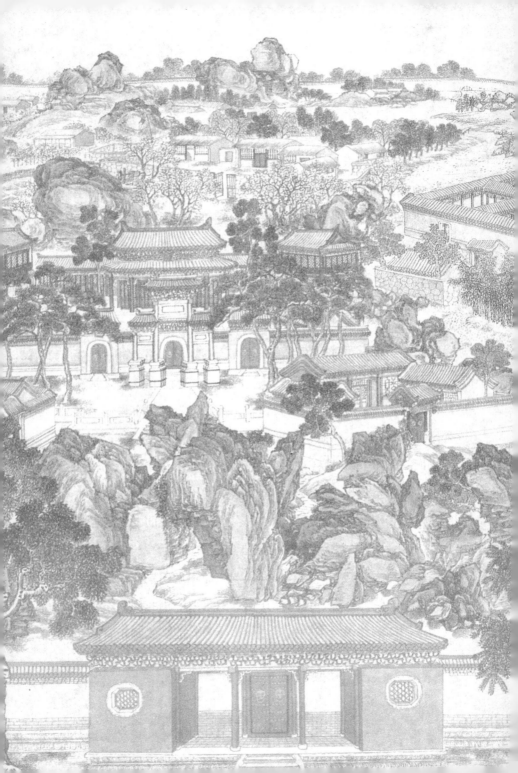

家有一老，如有一宝

《红楼梦》中的养生抗老

我们在前面讨论了《红楼梦》中年轻女孩的健康状况和体质，但是在这本书中有另外两位年长女性的健康更值得大家来研究学习，这两位是书中的长寿代表，一位是在贾府中素有"老祖宗"之称的家族长老——贾母，另外一个是在书中篇幅甚多、同时很有趣的一位角色，这就是来自田园乡村的刘姥姥。贾母在书中的寿命，一般推算起来应该是在83岁左右，而刘姥姥的年纪更是令人吃惊，因为在书中第九十三回里面有提到这样一段：

> 贾母道："老亲家，你今年多大年纪了？"刘姥姥忙立身答道："我今年七十五了。"贾母向众人道："这么大年纪了，还这么健朗。比我大好几岁呢。我要到这么大年纪，还不知怎么动不得呢。"

如果依这段内容来看的话，刘姥姥的年纪既然大于贾母多岁,那么贾母过世那一年她的年纪大约是九十岁,而且那时候她不但活在人世,与此同时还在四处奔走营救巧姐。所以说,这两位老人家展现了惊人的生命力,活出了高寿!在那个人均寿命甚低的清朝初年,这样的年纪可以说是令人惊讶的。

笔者作为一名中医,经常会去探访一些高寿的长辈,因为唯有向这些养生有成的人学习,我们才能够深刻体会出长寿心法。在《红楼梦》这本书里面,曹雪芹先生以他的人生历练和中医学养,把这两位长寿老人的生活方式和心态都描写得非常的生动清楚,所以我们除了从年轻一辈的身体状况学习反思之外,当然不能错过书中的长寿者们带给我们的启发。这两位一个是富贵侯门的大家长,一个是来自清贫如洗的农家,但是她们却有一个共同点就是长寿,那么她们有什么特质和表现,能够在不同的环境下都有着绵长的寿数呢?

贾母:福寿双全的美满人生

我们先从贾母说起。贾母的一生可以说是富贵备至,从小就生长在金陵史家,就是在书上说的"阿房宫,三百里,住不下金陵一个史",之后又嫁到了书中描述的"白玉为堂金作马"的贾家,一生荣华富贵、锦衣玉食,她曾经在书中第一百一十回里面说道:"我到你们家已经六十多年了,从年轻的时候到老来,福也享尽了。"这样一位地位尊崇的贵妇,不但活到很高的岁数,而且在大部分的时候都是健康快乐的。

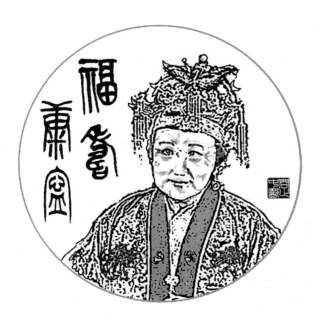

我们分析贾母长寿的原因，有三个重要的方面：

一、乐观开朗

贾母出现的场合，总是这么的欢乐，老人家不时讲出的一些金句，都令所有人感觉到深厚且温暖的幽默。比如第二十二回里面有这一段：

> 贾母亦笑道："你们听听这嘴，我也算会说的，怎么说不过这猴儿。你婆婆也不敢强嘴，你和我绑绑的。"

这是贾母和王熙凤这个孙媳妇之间的对话，老人家一方面开自己玩笑，另一方面和后辈笑闹，我们可以感觉出来个中的温暖

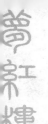

和乐趣。

又比如在第三十八回里面有一段她和王熙凤笑闹的内容，非常生动有趣：

> 凤姐不等人说，先笑道："那时要活不得，如今这么大福可叫谁享呢！可知老祖宗从小儿的福寿就不小，神差鬼使碰出那个窝儿来，好盛福寿的。寿星老儿头上原是一个窝儿，因为万福万寿盛满了，所以倒凸高出些来了。"未及说完，贾母与众人都笑软了。贾母笑道："这猴儿惯得了不得了，只管拿我取笑起来，恨得我撕你那油嘴！"凤姐笑道："回来吃螃蟹，恐积了冷在心里，讨老祖宗笑一笑开开心，一高兴多吃两个就无妨了。"贾母笑道："明儿叫你日夜跟着我，我倒常笑笑觉得开心，不许回家去。"王夫人笑道："老太太因为喜欢她，才惯得她这样，还这样说她，明儿越发无礼了。"贾母笑道："我喜欢她这样，况且她又不是那不知高低的孩子。家常没人，娘儿们原该这样。横竖礼体不错就罢，没的倒叫她从神儿似的作什么！"

在书中到处都有贾母欢乐豁达、开朗幽默的描述，长年在这样愉悦的环境中，自然如同相声中常说的"轻气上升，浊气下降，二气均分，身心舒畅"了。

二、恬淡平和、慈悲为怀

一颗慈悲为怀的心，会让身边的环境都变得祥和平静起来，人也自然会处于恬淡平和之中。贾母作为这个大家族的长者，她的慈爱的形象在书中可说处处可见，不单是对自己的儿孙，甚至是对外面的小辈们。比如在第二十九回里面，贾府女众来到清虚观烧香，小道士一不小心撞到了凤姐，凤姐就急喊着要追打，但贾母连忙喝阻。我们看看以下这段书中的描写，可以体会出老人家的慈悲：

> 贾母听说，忙道："快带了那孩子来，别唬着他！小门小户的孩子，都是娇生惯养的惯了，哪里见得这个势派。可怜见的，倘或一时唬着了他，他老子娘岂不疼得慌？"说着，便叫贾珍去好生带了来。贾珍只得去拉了那孩子来。那孩子还一手拿着蜡剪，跪在地下乱颤。贾母命贾珍拉他来，叫他不要怕，问他几岁了。那孩子通说不出话来。贾母还说"可怜见的"，又向贾珍道："珍哥儿，带他去罢。给他些钱买果子吃，别叫人难为了他。"贾珍答应了，领他去了。

又比如在第五十四回里面，讲到贾家的人在元宵节那天看戏看到了深夜，贾母对于唱戏已经很疲惫的小戏子们，有这样一段令人感觉非常温暖的叙述：

> 贾母便命："将戏暂歇歇，小孩子们可怜见的，也给他们

些滚汤滚菜的吃了再唱。"又命将各色果子、元宵等物拿些与他们吃去，一时歇了戏。

当我们把温暖的爱散发出去的时候，整个环境就会令我们感觉到舒适和放松，对于一个长寿的长者，这是很重要的生活氛围。

三、饮食清淡有节

贾家经过了几代富贵，自然在饮食上是非常考究的，而贾母本身又是豪门世家出身，自然在饮食上是非常精到的，她养生的方式就可以从她的饮食习惯清楚地呈现出来，基本可以用"清淡有节"来总括。

老人家喜欢喝茶，在书中可以看到"老君眉"是贾母最爱喝的养生茶，而且喝茶的时候很讲究水质的洁净，要用品质很好的水来泡茶。茶是中华文化中非常重要的养生环节，贾母当然精于此道。此外她在饮食上不喜欢油腻和口味太重，从下面这段出现在第五十四回里面的文字就可见一斑：

> 又上汤时，贾母说道："夜长，觉得有些饿了。"凤姐儿忙回说："有预备的鸭子肉粥。"贾母道："我吃些清淡的罢。"凤姐儿忙道："也有枣儿熬的粳米粥，预备太太们吃斋的。"贾母笑道："不是油腻腻的，就是甜的。"凤姐儿又忙道："还有杏仁茶，只怕也甜。"贾母道："倒是这个还罢了。"

也许是平常甘美肥腻的食物吃多了，贾母偏好吃些新鲜瓜蔬，刘姥姥二进荣府时带了在乡野里再平常不过的豇豆、扁豆、茄子，但贾母却说："我正想个地里现撷的瓜儿菜儿吃。外头买的，不像你们田地里的好吃。"这也是喜欢快餐和精加工食品的现代人该学习的饮食方向。

也许有朋友会认为，在《红楼梦》里面贾母一天到晚好像都在不停地吃，其实老人家如果胃口好就是长寿之象，无须多虑。笔者曾经访问过数位百岁高寿的老者，发现他们都有一个共同的特点，就是胃口非常好，食量也不错。《史记·廉颇蔺相如列传》中记载，大将军廉颇被免职后，跑到魏国，赵王想再用他，便派人去了解他的身体情况，重点就在探听他的饮食，于是就留下了"廉颇老矣，尚能饭否"这个典故，也就是说老人家如果胃口还不错，身体就应该很硬朗。所以不要小看老人家要有个好胃口这件事情，因为这和养生长寿有很大的关系。

四、心态年轻，喜爱活动

俗话说得好："活动、活动，要活就要动！"

贾母喜欢和年轻的孙辈们一起说笑，更参与了不少年轻人主导的活动，她在描述自己平日的生活时曾经说："不过嚼的动的吃两口，睡一觉，闷了时和这些孙子、孙女儿玩笑一回就完了。"她是这样喜欢和年轻人在一起。在《红楼梦》中无论是游园、行舟、看戏、行酒令等各种活动，她老人家就算熬夜也要跟他们在一起玩。这样的心境使她经常能够感受一些青春的活力，也因此让身体更加健康。

她的老儿子贾政，比她要严肃太多了，贾母知道他的出现总是会让年轻人比较拘束，常要他别来破坏气氛。曾经在第二十二回里面有这样一段记载：

贾母笑道："你在这里，他们都不敢说笑，没的倒叫我闷得慌。你要猜谜儿，我便说一个你猜，猜不着是要罚的。"贾政忙笑道："自然要罚。若猜着了，也是要领赏的。"贾母道："这个自然。"

贾母不但自己童心未泯，还要强逼着一本正经的老儿子贾政跟着玩，你说这样可爱的老人家，怎能不心开气畅、快乐长寿呢？

孔子在《论语·雍也》中说："知者动，仁者静，知者乐，仁者寿。"关注贾母的一生，我们可以说她是一位有智慧而且仁慈的长者，无怪乎动静自得，乐观长寿！

刘姥姥：来自大地的坚强寿者

下面再谈另外一位更为长寿的长者刘姥姥，这位在《红楼梦》中非常重要的人物，展现了一个来自乡野、充满智慧的老人家的坚毅特质。她虽然来自贫穷的乡间，但是从艰苦生活中淬炼出来的智慧和幽默，放在大观园这个锦绣的背景上，显得是这么清新有力，这也是作者曹公不得不令人赞叹的文学功力。

我们可以在刘姥姥的表现中清楚地看到不少长寿心法。

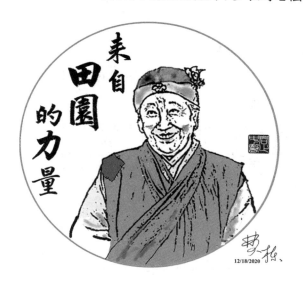

来自田园的力量

12/18/2020

长年在田野中工作的她，身体健朗而好动，在第四十回里面有这样一段记载，我们可以看得出她身体的硬朗：

刘姥姥让出路来与贾母众人走，自己却赶走土地。琥珀拉她说道：“姥姥，你上来走，仔细苍苔滑了！”刘姥姥道：“不相干的，我们走熟了的，姑娘们只管走罢。可惜你们的那绣鞋，别沾脏了。”她只顾上头和人说话，不防底下果踩滑了，咕咚一跤跌倒。众人都拍手哈哈的笑起来。贾母笑骂道：“小蹄子们，还不搀起来！只站着笑。”说话时，刘姥姥已爬了起来，自己也笑了，说道：“才说嘴就打了嘴。”贾母问她：“可扭了腰了不曾？叫丫头们捶一捶。”刘姥姥道：“哪里说得我这么娇嫩了。哪一天不跌两下子，都要捶起来，还了得呢。"

从这一段里面我们可以看得出来，刘姥姥不但身手灵活，而且跌跌撞撞并没有造成什么身体伤害，表示身体真的很强健，不愧是长期在田里工作的人。

我们在书中看到的富贵中人，事实上因为缺乏劳动，大多都有"骨弱肌肤盛"（骨头脆弱且身体丰胖）的问题，这样的体质经常会造成很多身体方面的问题，在《金匮要略》里面，关于气血循环不好而造成的问题有这样一段记录：

问曰：血痹病从何得之？师曰：夫尊荣人，骨弱肌肤盛，重因疲劳汗出，不时动摇，加被微风，遂得之。

在这里面就提到了尊荣人（富贵人家）常犯的问题，所以说锦衣玉食、养尊处优的生活对健康来说不一定好。当然，来自穷苦乡野中的刘姥姥自然是"骨强肌肤不盛"了，当然比贾府诸人都要健康很多，书中所述刘姥姥的长寿心法也一再表明了这一点。

除了因为长期大量劳动而养成的强壮身体之外，刘姥姥的生性乐观开朗，而且非常的幽默风趣，虽然没有见过太多富贵人家的场面，受到了一些小辈的戏弄，但她一点都不生气，反用平常心自我解嘲逗乐大家。当大家拿她取笑后，鸳鸯代凤姐来向她赔礼，但见刘姥姥笑道："姑娘说那里话，咱们哄着老太太开个心儿，可有什么恼的！你先嘱咐我，我就明白了，不过大家取个笑儿。我要心里恼，也就不说了。"这表示她是一位深知人情世故而且不会被任何境界干扰情绪的豁达之人。

刘姥姥不但乐观，而且进取。家里的贫穷让她决心凭借和王熙凤的远亲关系去贾府寻求一点经济上的帮助，虽然希望渺茫，但她并没有因为穷困而丧志，最终成功赢得接济。身处贾家这样的富贵人家中，刘姥姥更是表现得洒脱豁达，让我们觉得她是一个心灵非常坚强的智者。在后面她更是以九十高龄出面搭救贾巧姐，有很强的行动力，这样的心态和个性，也是刘姥姥长寿的一大因素。

长寿的总诀

综合前面的分析，我在这里要提出三个长寿的总诀：

1. 身要自强。

2. 心要自在。

3. 灵要自然。

"身要自强"代表着我们要不断地活动，以此强化我们的筋骨，要自强不息，让身体强健起来。仅仅依靠医师和药物要追寻健康往往事倍功半，自己努力锻炼养生才是王道。这个"自"字是最关键之处，自己的健康自己追求！

在心理上要能够"无入而不自得"，即无论遇到怎样的境遇总是能够自在坦然，这就是"心要自在"。我们看到贾母在生命的最后时刻，面对家族的败落还能坦然冷静，吩咐大家开箱倒笼，将自己从做媳妇到如今所积攒的东西都拿出来，又叫贾赦、贾政、贾珍等人一一分派，而家族衰败的命运早在她的预料中。她在最后才说："你们别打量我是享得富贵受不得贫穷的人哪，不过这几年看看你们轰轰烈烈，我落得都不管，说说笑笑，养身子罢了。那知道家运一败直到这样！若说外头好看，里头空虚，是我早知道的了。只是'居移气，养移体'，一时下不得台来。如今借此正好收敛，守住这个门头，不然，叫人笑话你。你还不知，只打量我知道穷了，便着急的要死。我心里是想着祖宗莫大的功勋，无一日不指望你们比祖宗还强，能够守住也就罢了。"别看贾母平时万事不管，但对家族之成败兴衰是明白在心的，在富贵时看不出来老人家的修为，在危难中才知"自在"二字之难。

在更高的精神层次上，还要能够符合天地运作的常道，一切生活形态要能够契合大自然的秩序。中医的最高养生境界，在《黄帝内经》中已经明示，书中一再强调"天人相应"，即让人的行住坐卧、起心动念都合于大自然，也就是要做到"灵要自然"！下面列举书中部分内容。在《刺节真邪论》中说："与天地相应，与四时相副，人参天地。"《岁露》云："人与天地相参也，与日月相应也。"《经水篇》中提道："此人之所以参天地而应阴阳也。"《离合真邪论》曰："夫圣人之起度数，必应于天地。"此处只是略举数例，这些记载是遍存于《黄帝内经》里的。刘姥姥安于田园生活，在天地间生活作息，合于四时之变，那才是踏实恬淡的生命形态。

"身要自强，心要自在，灵要自然"，这样的人生，一定是光明而健康，寿命绵长且平安幸福！

结 语

下笔难言假合有，掩卷轻叹毕竟空

我们从前面一路谈来，从黛玉、宝钗讲到熙凤、可卿，已经把十二金钗的体质跟健康问题通通讲完，这里面有阳虚的，有阴虚的，有气滞为主的，有脾虚为主的，有血虚为主的，以及其他身体状况。有些很相近，只是程度上有差别，有些差别明显，比如我们的宝钗跟黛玉就是两个对比明显的例子。对于这些，大家都可以深入讨论。我觉得曹公对《红楼梦》里面的角色安排非常巧妙，各种体质和健康状况都很有代表性，希望大家举一反三，收获满满。

阴阳的平衡，身心的调适

在这里我要做一个总结，叫作"人之大患在于有身"，这是在《老子》里面的一个观念，原文："吾所以有大患者，为吾有身。及吾无身，吾有何患？"就是说人的大问题在哪里？就在于

215

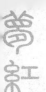

有身体，而身体是人类烦恼之源。正因为有身体，所以我们需要费尽力气去供养他，而且这个身体还会产生种种欲念，为了满足这些欲念，我们就被拖进世间的种种纠缠中，所以说"人之大患在于有身"，可见老子讲得很有道理。

在《红楼梦》里面的女孩，很多人的苦痛都是来自生理上的不平衡。所以我们说要做到阴阳平衡，身心调适，这样的人生才会快乐。我们看这大观园里面有没有快乐的人？有，比如湘云，她从小命不好，可总是保持一颗快乐的心，很大程度上是因为她的身体阴阳比较平衡，身心比较和谐。所以我们要牢记"心理影响生理，生理影响心理"这句话。

生住异灭、成住坏空的人生中，什么最可贵

此外，我们要能参透"生住异灭，成住坏空"的人生中，什么是最可贵的？

"生住异灭，成住坏空"这是佛家的用语，意思是说整个物质世界都处在一个"形成、维持、崩坏、空无"的无限循环之中，变化是永恒的，不变是相对的。甚至包括我们的心念，也无法脱离这个循环，爱恨情仇，终付东流。但是，在无尽的时空流转中，总有相对不变的真实需要抓住，这就是我们的身体，唯有健康的身体，才能安稳地载着我们经历人生的旅程。

人总会生老病死，我们只是希望在最后那一天来到之前，过得开心充实一些，所以我们说"养生为上，健康第一"。佛家有

一句话叫"色身犹为载道之器"，有些人认为色身很麻烦，干脆不要了，可正是因为有了它，我们才能够修学向上，著书立说，成"风雨名山之业，金匮石室之书"，而当身体不好的时候，万事休提。

我常说很多时候谁活得越久，谁就是第一名。三国里面最后谁最厉害？司马懿。他的才能虽不差，但论武论文，在同一时代都有比他强的人，文强不过诸葛亮，武强不过关羽，可是他活得长。有时候活久了，天下就是你的，当你的敌人一个一个都老死了，你就赢了。有时候，人生的胜利并不由一时胜负而定，活到最后的人往往也笑到最后。

养生为上，健康第一

人生苦短，当回头望时，往往半生已过，不知不觉中，病痛已经开始蔓延。年轻时，我们鲜衣怒马，纵情狂欢，睥睨天下，舍我其谁。殊不知，一切皆有代价。地位、权势、金钱的增长不过换来了几缕华发，健康的底线一降再降，甚至只能退居"带病延年"，如此人生，是苦是乐？一场《红楼梦》，半世人生路，若无慧眼，看清戏里戏外，终难免"乱烘烘你方唱罢我登场，反认他乡是故乡。到头来，都是为他人作嫁衣裳！"

"下笔难言假合有，掩卷轻叹毕竟空"。《红楼梦》虽是一本小说，但书中的情节却是源自生活，且高于生活。曹雪芹先生的中医学养也为《红楼梦》这本书注入了很多养分，感恩他创作的一个个鲜活的女子，让我们得以探寻她们的各种身心特点，从中医的角度分析她们的不同体质及健康状态，寻求对治方法，总结养生经验。前车之辙，后车之鉴，愿红楼女子们的悲剧不再重演，愿本书能带给大家一点收获，祝大家身心健康，人生圆满。